Prix de vente

Docteur C. LE ROUZIC

CONTRIBUTION A L'ÉTUDE

Du Traitement

des Ulcères

Variqueux

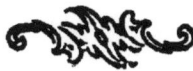

TOULOUSE
Ch. DIRION, LIBRAIRE-ÉDITEUR
33, rue de Metz et rue des Marchands, 33

—

1914

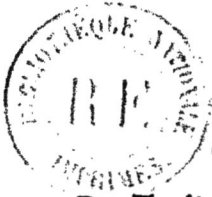

Contribution à l'Étude

Du Traitement des Ulcères variqueux

8° Te

Docteur C. LE ROUZIC

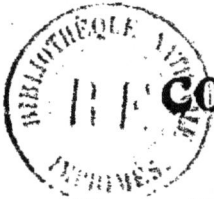

CONTRIBUTION A L'ÉTUDE

Du Traitement

des Ulcères

Variqueux

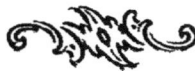

TOULOUSE

CH. DIRION, LIBRAIRE-ÉDITEUR

11, rue de Metz et rue des Marchands, 33

—

1914

A MON PÈRE

———

A MA MÈRE

———

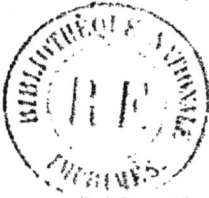

A Mon Frère, a Ma Sœur, a Mon Beau-Frère
Mes meilleurs amis

———

A la Mémoire de ma Bonne Grand'Mère

———

A TOUS LES MIENS

A MON PRÉSIDENT DE THÈSE

MONSIEUR LE DOCTEUR AUDRY

PROFESSEUR A LA FACULTÉ DE MÉDECINE DE TOULOUSE

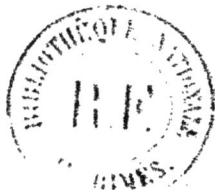

————

A MES PROFESSEURS DE L'ÉCOLE DE RENNES

————

A MONSIEUR LE DOCTEUR BODIN

PROFESSEUR A L'ÉCOLE DE MÉDECINE DE RENNES

MÉDECIN DE L'HOTEL-DIEU

DIRECTEUR DU BUREAU D'HYGIÈNE

————

A MES MAITRES

DE LA FACULTÉ DE MÉDECINE DE TOULOUSE

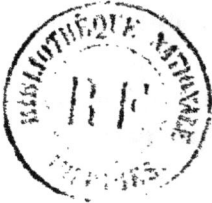

LIMINAIRE

Arrivé à la dernière étape de nos études médicales, prêts à affronter les luttes de la vie journalière, nous ne voulons pas entreprendre cet ouvrage sans rendre un dernier hommage à tous ceux auxquels nous devons d'être ce que nous sommes aujourd'hui.

A nos parents si bons, si affectueux, dont la sollicitude pour nous ne se démentit jamais, nous voulons exprimer toute notre gratitude.

Ils savent combien est grand l'amour que nous leur portons et que nous n'oublierons jamais la dette que nous avons contractée envers eux.

A nos maîtres, primaires et secondaires qui nous ont appris à aimer le vrai, le beau, le grand, nous adressons un lointain souvenir.

A tous nos maîtres de l'École de médecine de Rennes, à notre directeur Monsieur Perrin de la Bouche, à Messieurs Le Damany-Le Moniet, Marquis, nous adressons l'expression de notre profond respect.

Entre tous, notre reconnaissance va surtout à Monsieur le Professeur Bodin, auquel nous devons le sujet de notre thèse, qui a su, durant notre dernière année d'externat, passée dans son service, nous guider à travers les dédales si obscurs de la dermatologie et nous en inculquer les principes généraux, si utiles au praticien.

A nos maîtres de la Faculté de Médecine de Toulouse que nous regrettons de n'avoir plus longtemps connus, car, durant le peu de temps passé au milieu d'eux, nous avons su apprécier la force et la valeur de leur enseignement.

A Monsieur le Professeur Audry, qui a bien voulu accepter la présidence de cette thèse, nous adressons une dernière fois, la marque de notre profonde et sincère reconnaissance.

INTRODUCTION

_____

« Il est des varices qui constituent à peine une infirmité, d'autres qui peuvent conduire à la mort et tous
les intermédiaires existent entre ces deux extrêmes;
parmi leurs complications les plus fréquentes, les
ulcères de jambe sont étudiés depuis fort longtemps (1). » Affection souvent grave, en tout cas fort
pénible, qui mérite toute l'attention du praticien. Voilà
pourquoi, sous l'habile direction de notre maître, Monsieur le professeur Bodin, nous nous sommes intéressé
à la question et allons essayer d'entreprendre une revue
d'ensemble sur le traitement des ulcères de jambe.

Sous cette dénomination d'ulcères de jambe, nous
n'envisagerons que l'ulcère variqueux, de beaucoup le
plus nombreux parmi les ulcères qui peuvent affecter
cette région des membres inférieurs. Longtemps dési-

_____

(1) Broca, thèse de Paris, 1886.

gné sous le nom d'ulcère simple, défini comme
« solution de continuité suppurante pouvant survenir
chez un individu sain, sans autres causes appréciables
qu'un traumatisme et par le fait d'une gangrène molé-
culaire indépendante de tout état général ou de toute
prédisposition morbide »( ), l'ulcère variqueux doit son
nom aux travaux de Schreider et de Vermenol; ce dernier dans la *Gazette hebdomadaire de médecine et de
chirurgie*, en 1861, démontre que les veines profondes
étaient souvent affectées de varices alors que les vaisseaux veineux superficiels ne présentaient pas de dilatation anormale.

Il nous dit : « Toutes les fois que des varices superficielles spontanées existent sur le membre inférieur, on
observe en même temps des veines profondes dans la
région correspondante de ce membre »; venant confirmer le rôle que Spender, dès 1835, semble vouloir donner à l'état variqueux des veines dans la production des
ulcères; jetant bas la vieille théorie de l'ulcère, cause
des varices, nous permettant d'énoncer la définition
exacte de ce terme : ulcère de jambe, bien connu de
nos jours « qui s'applique aux plaies plus ou moins
étendues, développées à l'occasion d'un traumatisme
ou d'une lésion cutanée quelconque sur un membre

----

(1) Gauvin, thèse de Paris, 1883.

variqueux qui présente déjà des altérations de dermité plus ou moins intense (1). »

Toujours ou à peu près, une complication variqueuse, l'ulcère observé dans les temps les plus reculés fut l'objet d'innombrables procédés thérapeutiques, surtout durant ces cinquante dernières années, grâce à des théories pathogéniques nouvelles et variées, le traitement de l'ulcère de jambe a pris un essor considérable au point de vue chirurgical; en revanche le traitement médical est, dans ses grandes lignes, resté ce qu'il était depuis déjà longtemps, conservant encore la faveur des médecins et dermatologistes alors que les chirurgiens voient dans l'intervention sanglante (saphénectomie totale, ablation totale des varices, dont Chazalnoël se fait l'ardent partisan dans sa thèse, en 1913), un excellent moyen de guérison.

Si l'on se rend compte de la difficulté du traitement curatif résultant de la duplicité des lésions, car, ainsi que les anciens l'avaient déjà judicieusement rapporté dans l'ulcère de jambe, il y a l'ulcère et les varices ayant partie liée, on est obligé d'admettre qu'il n'y a pas de traitement absolu et sûr de l'ulcère de jambe; c'est pourquoi tout en étant partisans résolus des interventions sanglantes, les chirurgiens sont d'accord pour

_____

(1) Bodin, *Clinique de Paris*, 1910.

admettre les propriétés adjuvantes du traitement local, de même que les dermatologistes hypnotisés par leurs pâtes et pommades reconnaissent, dans certains cas d'ulcères circulaires, étendus, rebelles, la nécessité d'une intervention chirurgicale qui, combattant la cause varices, améliore l'ulcère rendant sa guérison plus facile.

C'est sur ce terrain que nous nous placerons, sans vouloir nous poser en juge; nous allons examiner successivement les différents procédés, tant médicaux que chirurgicaux, les grouper, les critiquer, en voir les résultats immédiats et lointains, mettre en parallèle procédés non sanglants et procédés sanglants. Parmi les premiers nous placerons un certain nombre de traitements par les agents chimiques, mécaniques, physiques, réservant, toutefois, la plus grande place à celui que nous avons vu employer dans le service de Monsieur le docteur Bodin, à l'Hôtel-Dieu de Rennes. Dans le second, les interventions simples sur les veines, les nerfs, l'ulcère; puis les interventions combinées. Entre eux, nous dirons quelques mots des traitements médico-chirurgicaux, tels que scarifications, injections irritantes intraveineuses.

Enfin, présentant à l'appui de ces méthodes, quelques observations concluantes parmi lesquelles plusieurs personnelles, nous exposons les conclusions paraissant résulter d'un si vaste sujet.

Il nous semble, toutefois impossible, étant donné le

rôle considérable joué par la pathogénie, rôle déjà signalé plus haut, d'apprécier les résultats des méthodes de traitement de l'ulcère variqueux sans avoir, au préalable, rappelé les théories pathogéniques de cette complication que nous accompagnerons de très brèves données étiologiques, laissant de côté la symptomatologie, trop connue de nos jours, si bien exposée dans tous les ouvrages classiques. Nous ferons d'abord précéder le tout d'un court historique.

CHAPITRE PREMIER

Historique

Connu de toute antiquité, le traitement des ulcères de jambe lié à celui des varices a donné lieu à une foule d'interventions chirurgicales et médicales.

C'est à Hippocrate qu'il faut remonter pour trouver la première mention des ulcères variqueux; déjà, cet auteur connaissait plusieurs procédés de traitement, enregistrant l'effet bienfaisant de l'application locale d'eau froide ou de glace.

Les interventions chirurgicales, pratiquées dès le siècle d'Auguste à une ère où toutes notions antiseptiques et pathogéniques étaient inconnues, se trouvaient vouées aux complications septicopyohémiques pesant si lourdement sur la chirurgie d'alors. « On osait, néanmoins, intervenir, enlevant ulcères et varices comme on osait enlever une tumeur vasculaire quelconque sans poursuivre une idée physiologique, sans méthode, empiriquement (1). »

(1) Jeannel, XXIIIᵉ Congrès fr. de chir., p. 779 .

Celse, le premier, a recours au cautère, puis pratique l'extirpation de la tumeur ulcéreuse et de la veine.

Galien, J.-L. Petit, Ambroise Paré ont recours à la scarification, ce dernier, « pour donner prise aux médicaments et ce jusques au vif. »

Dionis sectionne la veine entre deux ligatures.

Edward Homes fait douze fois la ligature de la saphène.

J.-L. Petit conseille l'extirpation quand il existe de gros paquets variqueux enflammés ou des varices des endroits incommodes; mais les nombreux accidents, la douleur et l'infection amènent une réaction; Lisfranc, Dupuytren, Velpeau, Nélaton, A. Guérin, sont défavorables à toutes ces interventions, lesquelles ne reposent sur la connaissance d'aucun rapport constant entre varices et ulcères. L'ignorance des varices profondes avait pour conséquence la théorie classique d'alors; celles de J.-L. Petit, de Bell, d'Edimbourg (qui sacrifie les bords des vieux ulcères), d'Unterwood, d'E. Home, que les ulcères peuvent se compliquer ultérieurement de varices dont ils sont la cause et non l'effet.

Vidal (de Cassis), Clerc, 1841, exprimaient cette opinion. En 1852, Jousseaume écrit : que les ulcères, les abcès des membres par l'irritation chronique qu'ils causent déterminent, presque toujours, des varices au voisinage. Cela, malgré les conceptions malheureusement peu connues de Spender qui, dès 1835, montre le rôle considérable joué par les varices dans la production des ulcères, mais il n'envisage que les varices superficielles, ne parle pas des varices profondes.

Il faut attendre les travaux de Verneuil pour avoir les premières notions du rôle joué par les veines profondes, cependant que dans *Acad. Méd.*, 14 août 1855, il attribue ulcères à varices superficielles et admet encore, dans certains cas, les varices consécutives; dans son étude clinique de 1861, il indique, que lors de varices uniquement profondes, la peau peut être le siège d'éruptions diverses, de taches pigmentaires, origines fréquentes d'ulcères variqueux. Dans la *Gazette hebdomadaire de médecine et de chirurgie*, 1877, il montre enfin que constamment, la phlébectasie débute par veines profondes; qu'elle est toujours bilatérale quoiqu'inégalement développée des deux côtés.

Peu à peu, les faits furent reconnus exacts; en 1872, Gaudard dit que l'ulcère variqueux est toujours le résultat de varices, soit superficielles, soit profondes. Puis, les thèses de Séjournet (1877), Clars (1881), Schreider, Gauvin (1883), apportent la négation absolue des varices consécutives à ulcères. Bien des ulcères simples furent alors rattachés à la dilatation des veines profondes et deviennent des ulcères variqueux.

Longtemps, personne ne sut tirer de ces données pathogéniques nouvelles la conclusion thérapeutique qu'elles comportaient jusqu'au jour (novembre 1890), où parut le premier Mémoire de Trendelenbourg, précédé de peu, par la thèse de Tobold (1889).

A la vérité, l'avènement des méthodes antiseptiques,

après avoir rendu possible et bénigne l'opération empi-
rique et privilégiée des anciens, c'est-à-dire l'incision
des varices, aboutit à un réveil du traitement chirurgical et à l'emploi de méthodes nouvelles parmi lesquelles nous trouvons, bien avant Trendelenbourg, la ligature simple ou multiple de la saphène.

Vidal expérimente les scarifications.

Dolbeau (1862), fait autour de l'ulcère, des incisions
concentriques. Avant lui, (janvier 1853), le chirurgien
anglais Gay faisait une incision circonférencielle; puis
Faure deux incisions courbes se rejoignant par leurs
extrémités et disséquait les bords. Après lui, Hoyden
modifie son procédé en faisant des incisions « en dia-
phragme de fleurs ».

En 1872, Reverdin emploi des griffes pour le traitement d'une brûlure (1); elles furent modifiées par
Ollier (2); un peu plus tard Thiersch donna à cette
méthode toute sa valeur.

En 1875, Lucas Championnière, fait le premier en
France, la ligature de la saphène; en 1881, Mari la
pratique en Italie.

Rigaud de Nancy provoque la thrombose de la veine
par sa dénudation et son exposition à l'air.

Poncet et Berger (1888) tentèrent une réparation

_____

(1) *Archiv. de médecine*, 1842.
(2) *Bulletin acad. de méd.*, 1872.

rapide et directe des ulcères variqueux par l'autoplastie.

En 1889, Schwartz publie trois cas d'extirpation des veines variqueuses pour améliorer l'ulcère (trois cicatrisations et guérisons depuis six mois) (1).

En 1890, Montaz, de Grenoble, publie un cas de cicatrisation rapide d'ulcère, après ligature sous-cutanée au crin de Florence, de la saphène interne. La même année, Cerné, de Rouen, fait une communication à la Société de chirurgie, sur la cure radicale des varices contre les ulcères de jambe. Dans son rapport à la suite de cette communication, Quénu conclut qu'il n'y a lieu d'intervenir que pour les ulcères chroniques s'accompagnant de dilatations variqueuses marquées des veines saphènes et de leurs anastomoses.

Trendelenbourg fait connaître son opération, ligature de la saphène interne, après avoir démontré l'insuffisance valvulaire, avoir étudié en détail et même appris à reconnaître expérimentalement sur le vivant, le reflux abdominal; contrairement aux auteurs précédents qui ne s'appuient sur aucune doctrine physiologique, « ni Cerné, ni Montaz n'avaient prévenu Trendelenbourg » (2).

(1) *Soc. de chir.*, 1887.
(2) Jeannel, XXIII° Congrès de chir., 1910, p. 773.

Durant les années suivantes l'opération de Trendelenbourg subit bien des modifications.

Schwartz (1892), combine la ligature à la résection variqueuse. La même année, Chalot conseille la ligature assez haut pour ménager l'anastomose entre la saphène interne et la saphène externe.

Faisst et Perthes, en 1895, recommandent la ligature en haut de la cuisse, de façon à supprimer toute chance de retour de la circulation par les collatérales et conseillent de lier aussi la saphène externe.

Schwartz, dans la thèse de Charrade (1897-1898), montre les avantages de la ligature étagée de la saphène interne.

Moreschi, en 1894, fait connaître son opération, incision circulaire des tissus sus-aponévrotiques au-dessus et au-dessous de l'ulcère.

Delagenière aurait obtenu de bons résultats de la dissociation fasciculaire du tronc du sciatique avec résection des varices intra et périnerveuses, reprenant ainsi, en la modifiant, l'opération que Quénu conseillait, en 1892, résection des varices périnerveuses de l'échancrure sciatique dans le traitement des névralgies sciatiques observées chez les variqueux.

L'année suivante, Chipault pratique avec résultat, l'élongation des nerfs sciatiques poplité externe et interne.

Bien avant eux, se reposant sur la pathogénie nerveuse et les expérimentations de Harless et Huber, faites en 1858, Hauser (1861), Husbaum, de Munich

(1873); Verneuil en France, Duplay (1874), eurent recours à l'intervention nerveuse.

Gérard Marchant (1896), puis Delbet, montrèrent plus nettement les résultats qu'elle pouvait donner.

Depuis 1900, on revient beaucoup aux résections veineuses; les divers procédés précédents subissent de nombreuses variantes. Le procédé de Moreschi est modifié par Mariani (1) et Reclus qui font une seule incision circulaire jusqu'à l'aponévrose superficielle au niveau de la jarretière. Vince, de Bruxelles, complète son procédé par la ligature de la crosse de la saphène.

Mauclaire (2) (1901), propose l'incision sinueuse en guirlande au niveau du mollet pour éviter la rétraction cicatricielle, ou la triple ligature de la saphène et la circonvolution de l'ulcère.

Dès 1902, Alglave pratique, dans le service de Terrier, la résection totale des saphènes et de leurs branches malades contre les varices et leurs complications en particulier l'ulcère.

Brault (1904) (3), propose une incision en fer à cheval postéro-interne des tissus superficiels du mollet. Wenzel, l'incision circulaire de cuisse.

Delbet, en 1906, présente à l'Académie de médecine,

----

(1) *Gazetta degli ospedati*, nov. 1900, p. 1481
(2) *Journal Ass. méd. mutuelle*, décembre 1901.
(3) *Bulletin Soc. chir.*, Paris, juin 1903.

seur Gaucher, après quelques pansements humides, les lavages de la plaie avec alcool camphré.

Presque tous y associent le repos, bien que certains, Maury (thèse de Paris, 1902-1903); Vartarion (thèse de Paris, 1909-1910); Longin (*Bourgogne médical*, 1909); Guitard (*Bull. soc. scient. méd. ouest*, 1911), préfèrent la méthode ambulatoire.

La compression déjà connue des médecins arabes; instituée comme méthode de traitement en Angleterre par Baynton, en 1797, fut importée en France par Roux, en 1811 pratiquée par Ganjot-Verneuil qui, dans *Journal des connaissances médico-chirurgicales*, juin 1854, donne une bonne étude des compressions.

Henry Martin du Massachussets, en indique un procédé très commode, employé plusieurs fois par Reclus, avec succès; ce dernier préfère cependant la bande élastique en caoutchouc; d'autres les bas élastiques. Unterwood fait compression avec des bandes de Pl. Asconnet, en 1894, y substitue le Zn. Régnault, dans sa thèse (1899-1900), y associe les appareils silicatés. Schwartz préfère le bas lacé élastique; Fresnel défend le procédé du docteur Bruandet (thèse de Paris, 1910-1911).

D'autres traitements, beaucoup moins courants ont quelques partisans.

Le massage, rapporté d'Angleterre par Edinger, en 1893, est malgré ses faibles succès, défendu par Block, en 1900.

L'hyperhémie est préconisée par Bruas.

L'électricité est appliquée, dès 1817, par Crussel. Spencer, en 1848, publie plusieurs succès; Marquant, Arnold dans sa thèse (1899), en sont partisans.

La chaleur, la lumière, connues d'Ambroise Paré, de Farne (d'Avignon), reprise aujourd'hui, plus ou moins modifiées ou compliquées par Laurent (thèse de Paris, 1896-1897); Richter, Marquis (thèse de Paris, 1910); Sapore (thèse de Paris, 1909-1910).

La radiothérapie, dont Wickam et Degrais ont fait usage, que Kuhn (thèse de Paris, 1911-1912), pratique grâce aux boues radio-actives actinifères et poudres radifères.

Le régime déchloruré employé par Paul Olivier, (thèse de Paris, 1904-1905). L'usage du Salvarsan, en applications locales, fait par Alston (1) et Lévy-Bing (2).

------

(1) Brit M. J. Lond, 1912, II, 1748.
(2) *Goz. des Hôpit.*, Paris, 1912.

CHAPITRE II

Etiologie

« Une opération chirurgicale a d'autant plus de chance d'être curative qu'elle s'inspire d'une étiologie assurée, d'une anatomie pathologique certaine et d'une pathogénie bien assise de la lésion qu'elle prétend guérir (1). »

C'est pourquoi il nous paraît nécessaire, pour la clarté de notre sujet, de rappeler aussi brièvement que possible, les notions d'étiologie déjà acquises, tant sur les ulcères eux-mêmes que sur les varices, les deux lésions, du fait de leurs rapports, se trouvant rattachées l'une à l'autre.

Avec beaucoup de nos prédécesseurs, nous envisageons les causes prédisposantes, les causes déterminantes.

---

(1) Jeannel, XXIIIᵉ Congrès fr. chir., p. 774.

Parmi les causes prédisposantes, il est classique d'invoquer :

L'âge. — Le plus habituel, 40 à 50 ans « opinion résultant de ce que l'ulcère est le résultat d'un trouble complexe siégeant aux jambes et le phénomène ultime de toute une série de processus successifs apparus sur une jambe malade depuis longtemps (1) ». Il nous a été donné, cependant, d'observer fréquemment, au cours de nos études, des ulcères variqueux, chez des individus assez jeunes ou remontant à un âge bien au-dessus de la quarantaine; 25 à 40 ans nous paraît être une bonne moyenne dans la date d'apparition des ulcères. Pour Follin, ils seraient plus nombreux entre 30 et 40 ans; à 50 pour Auzilhon.

Le sexe. — Plus fréquents chez l'homme, probablement à cause des travaux pénibles auxquels il est astreint, bien que d'après plusieurs auteurs, les varices seraient plus fréquentes chez la femme que chez l'homme, par le fait de la grossesse qui exerce une influence considérable sur leur développement, comme le met en lumière les observati¹ ⁴ de Budin (2). Mais, ces phlébectasies des femmes enceintes ne sont

_____

(1) Gauvin, thèse de Paris, 1883.
(2) Thèse d'agrégation, 1880.

pas toujours de varices, à proprement parler; elles peuvent être passagères et disparaître, non seulement après l'accouchement, mais même durant les derniers mois de la grossesse.

Les professions. — Station debout, travail dans les lieux humides, laquais, imprimeurs, marchands de vins, boulangers, terrassiers, manœuvres, jardiniers. Dans ce cas, l'activité plus grande de la circulation des jambes, et l'absence de mouvements et de contractions musculaires sont des circonstances à la stase veineuse (Georgevitch). Toutefois, d'après un mémoire de Quénu (*Revue de chirurgie*, 1892), les scieurs de long, les menuisiers, les bateliers, les blanchisseuses, sont sujets au développement d'ulcères; mais les bijoutiers, les cochers, qui ont une vie sédentaire avec travail assis, en sont également atteints. « Aussi la recherche de la profession est, croyons-nous, à peu près inutile (1). »

Il n'en reste pas moins vrai qu'il faut faire intervenir l'influence des conditions sociales, des circonstances hygiéniques. Les uns disent : il est rare de rencontrer des ulcères simples chez les personnes jouissant d'une certaine aisance, tandis que les malheureux viennent, à chaque instant, se faire admettre à l'hôpital; la

_____

(1) Gaurin, 1883.

pauvreté et la mauvaise nourriture seraient donc une cause d'ulcères variqueux. De même, une constitution délabrée, les excès de tout genre enlèvent aux tissus leur plasticité; la moindre contusion suffit à produire un ulcère. Or, la plupart des ulcères existent chez les cultivateurs, bien nourris et sobres (Quénu), et nous avons nous-mêmes eu l'occasion d'observer souvent des ulcères dans toutes les classes de la société.

Le froid. — Surtout le froid humide qui prédispose à l'altération variqueuse, serait pour Nélaton, la cause de sa fréquence chez les ouvriers des ports.

La position du membre intervient également. « Le membre gauche serait plus souvent atteint que le droit à cause de la circulation difficile de la veine illiaque gauche, comprimée par l'S iliaque, d'après d'Arpit (1) ». Cette atteinte plus grande du membre gauche résulterait de ce que dans les efforts, le membre gauche sert de point d'appui pour la partie droite du corps resté libre.

L'hérédité à laquelle revient le rôle le plus considérable. M. Antonio Ceci de Pise (2) nous dit : « On hérite de la disposition des veines à se laisser dilater sous l'influence des conditions mécaniques; ces condi-

----

(1) *Gaz. méd.* de Paris, 1892, p. 277.
(2) XXIII° Congrès fr. de chir., Paris 1910,

tions mécaniques ont probablement agi sur les géné-
rations précédentes et constitué la prédisposition héréditaire ». Cette prédisposition relèverait surtout de l'arthritisme et des diathèses, ainsi qu'en témoignent de
nombreuses observations des thèses de Soula (1884),
Trévecœur (1889-1890), Schreider (1883), Broen (1886),
Georgevitch (1895).

Schreider donne comme antécédents morbides, un
grand nombre de manifestations de l'arthritisme,
migraine, épistaxis dans le jeune âge urticaire, douleurs articulaires. Verneuil signale les troubles suivants:
déformation des ongles, athérome généralisé. Lancereaux rattache un certain nombre de ces phénomènes
morbides à l'herpétisme (1).

Broca fait une large place à l'eczéma. Nous en profi-
terons pour signaler ici le rapport existant entre l'eczéma et l'ulcère observé dès 1835, par Spender.

« Les ulcères de causes quelconques sont par l'irritation que produisent les liquides exhalés, une des causes de l'eczéma variqueux. » Il n'en reste pas moins vrai
que dans un grand nombre de cas, lorsqu'il y a juxta-
position d'ulcère et d'eczéma, ce dernier tient souvent
la place primordiale et Broen écrit : « Il est peut-être
même plus fréquent lorsqu'il y a coexistence d'eczéma

_____

(1) Lancereaux, Traité de l'herpétisme, Paris 1883.

et d'ulcère, que le premier ait été la cause du second (1). »

Avant lui, Delpech, Chassaignac, signalèrent cette conséquence de l'eczéma variqueux et, en 1908 (thèse Paris), Debore nous dit : « Ce qui est fréquent, c'est que l'ulcère soit souvent le point de terminaison de l'eczéma. Ces manifestations ulcéreuses et eczémateuses dépendent d'un état constitutionnel spécial, très voisin de l'arthritisme que Broen désigne sous le nom de diathèse eczématique.

Gilson attribue un rôle prépondérant à l'état diathésique (arthritisme, herpétisme).

L'observation I (page 67), de la thèse de Georgevitch est l'histoire d'un homme véritable musée de déterminations arthritiques relevées, soit dans ses antécédents, soit chez le malade même. Manifestations articulaires, nerveuses, cutanées, sont représentées par arthrite sèche, migraine, sciatique, eczéma chronique, artério-sclérose généralisée. D'autre part, dans ses autres observations, l'auteur constate l'existence de varices que l'on peut appeler héréditaires, se développant, soit dans la même région que celle dans laquelle elles existent chez les parents, soit dans une autre.

Gauvin (1883), signale l'influence de l'asthme dans l'étiologie de l'ulcère; en effet, fréquemment dans les

_____

(1) Thèse de Paris, 1886.

antécédents morbides fournis par les malades, les accidents asthmatiques se sont succédé de la façon la plus
nette; mais il semble n'y avoir là qu'une simple coïnci-
cidence et ses accidents asthmatiques nous semblent
devoir rentrer dans les manifestations de l'arthritisme.

Syphilis, scrofule, tuberculose, sporotrichose, sont
souvent le point de départ d'ulcères de jambe coïnci-
dant avec des varices nombreuses du membre inférieur; il faut donc savoir les diagnostiquer.

Quant au rôle joué par le système nerveux et l'appareil circulatoire, nous l'envisagerons plus particulièrement au cours de la pathologie.

Ces nombreusese causes prédisposantes préparent le
terrain à l'évolution de la lésion, mais son apparition
résulte de certaines causes déterminantes; en première
ligne, nous placerons le traumatisme. Tantôt l'ulcère
naît d'une petite plaie, d'une légère excoriation, d'une
contusion, c'est le cas le plus fréquent; tantôt d'une
rupture variqueuse; parfois sans cause appréciable
apparaît une rougeur érysipélateuse avec tension de la
peau, chaleur, démangeaison, le malade se gratte, met
le derme à nu, l'ulcération se produit, ou l'épiderme
est soulevé sous forme d'une petite bulle pleine de
liquide trouble, l'ampoule crève laissant voir une
eschatre rougeâtre qui s'élimine en laissant derrière
elle une ulcération.

On peut encore, dans ces causes déterminantes locales, faire entrer toutes les causes de prurit, un certain
nombre d'affections cutanées, eczéma chronique,

lichen... furoncles, pustules, vésicules, vésico-pustules, placards d'ecthyma déterminant la formation d'une croûte sous laquelle l'ulcération se propage comme le signale Broca dans l'eczéma.

Là entre encore en cause, certains troubles trophiques amenant un état rugueux du derme, une résistance moindre des tissus, une augmentation de la sécrétion sudorifique, un ralentissement de la nutrition, par suite une réparation lente d'une petite plaie qui s'agrandit et évolue vers l'ulcère.

Mais il faut toujours un terrain préparé « un coup sur une jambe, c'est-à-dire chez un individu non diathésique, détermine une plaie et non un ulcère (1) ». Et Gilson dit : « Les ulcères variqueux sont des troubles trophiques sous la dépendance de la circulation et de l'innervation et sont en rapport avec un état général de l'économie ». Quelle est donc cette dépendance de l'ulcère; c'est ce que nous allons envisager avec la pathogénie.

_____

(1) Gauvin, thèse de Paris, p. 11.

CHAPITRE III

Pathogénie

———————

Indispensable à l'appréciation des résultats des diverses méthodes de traitement, cette pathogénie de l'ulcère de jambe relève de deux grands appareils : l'appareil circulatoire et le système nerveux, donnant lieu à un certain nombre de théories qu'avec M. Mauclaire nous réduirons à cinq. Théorie humorale, lymphatique, artérielle, veineuse, nerveuse. Les deux premières, seules connues des anciens, encore admises de nos jours, sont bien discréditées et semblent jouer un rôle secondaire. Quant aux trois dernières, particulièrement veineuses et nerveuses, elles partagent les faveurs des modernes.

Théorie humorale, employée par les anciens, ignorants du mécanisme de la circulation, pour expliquer la formation de l'ulcère. Goutte, hydropisie, rhumatisme, maladies accompagnant fréquemment les varices ont porté à croire que l'altération du sang était la cause première de phlébectasies. Cette conception admise pendant des siècles, formulée par Hippocrate :

« La bile ou le phlegme, se fixant dans les veines du rectum échauffe le sang qui est dans les veines; ces veines échauffées, attirent des veines voisines le sang, se remplissent et font tumeur dans l'intérieur du rectum (1) », ne suffit plus de nos jours. Il faut démontrer les altérations humorales, ce qui est, nous dit M. Mauclaire, une question de laboratoire. « Celui-ci démontrera peut-être un jour que le sang altéré dans sa composition irrite les valvules et parois veineuses, modifie leur nutrition, d'où leur altération et, par suite, leur dilatation et, finalement, les ulcérations variqueuses. » C'est par une conception à peu près analogue que M. Quénu explique la formation des hémorroïdes par suite de l'altération des parois veineuses due à la présence du bactérium coli dans les caillots que renfermaient les veines enflammées, présence révélée par l'examen bactériologique.

Théorie lymphatique invoquée par J.-L. Petit résulte de la gêne de circulation du sang et de la lymphe par suite de la stase veineuses due à une altération des parois des vaisseaux. Les veines compriment les lym-

---

(1) Œuvre complète d'Hippocrate. Lettre t. VI, p. 437. Extrait thèse Georgevitch, 1895.

phatiques qui, au lieu de se montrer à la coupe sous
forme de fentes étroites, présentent celle de larges espa-
ces étoilés, béants. De cette dilatation des lymphatiques
qui dépassent quelquefois en dimension celle des plus
gros vaisseaux sanguins du derme (Cornil et Ranvier),
résulte un engorgement des tissus et leur ulcération
facile « les accidents sont proportionnels au nombre et
au volume des varices, les varices petites et nombreuses sont sans inconvénients ». Bien qu'en 1816, Delpech
signale le défaut de corrélation entre le volume des
varices et l'empâtement du membre. Pour M. Mauclaire (1910), l'engorgement n'existe que dans le cas
d'éléphantiasis variqueux.

Cruveilhier (1849) insiste sur l'importance de l'œ-
dème dans l'inflammation ulcéreuse, œdème dur,
aréolaire, diminuant par le repos, augmentant par la
station debout, excès et fatigues.

Enfin, Buckley, M. Le Fort et M. Schwartz, montrent que les petites varices sont plus dangereuses que
les grosses veines du derme pour la production de
l'œdème et de l'ulcère.

Théorie artérielle, qui renforce en quelque sorte la
théorie humorale, fait intervenir la dégénérescence
athéromateuse des artères, l'athérome généralisé, sur-
venant chez gens âgés, peut déterminer l'ulcère simple.

Marconi, en 1877, fit à ce sujet une communication

à la Société anatomique. Carloz (1) cite comme exemple d'ulcères cachectiques, deux cas observés par lui chez des brightiques.

Les artères deviennent dures, scléreuses, Schneider (1885), Gilson (1889), signalent l'importance de ces modifications. Rienzi (1882), Quénu, confirment la publication de Marconi.

Altérations artérielles et veineuses vont souvent de pair. M. Cornil a montré l'analogie du processus histologique des varices et de l'endartérite (1872).

Broca écrit, en 1886 : « Grâce à l'obligeance de mon ami Besançon, j'ai pu présenter un faisceau de faits où les varices s'allient à l'athérome et à ses conséquences (2). La principale différence est que l'incrustation calcaire, souvent consécutive à un épaississement inflammatoire fréquent dans les artères est rare dans les veines; mais n'en existe pas moins, ainsi que le signale Curveilhier, dès 1846 « sur le cadavre d'un vieillard qui avait succombé à une gangrène par concrétion phosphatique des petites artères, je trouvais les veines satellites de l'artère poplité parsemées d'ossifications qui me paraissent de même nature que celles des artères. » Ces altérations de la parois veineuse sont la cause

_____

(1) *France médicale*, 1870, n° 37.
(2) Thèse de Broca, *Lésions cutanées des membres variqueux*, p. 18.

secondaire des varices. « Les obstacles au cours du sang noir produisent des dilatations veineuses, et ces dilatations ne se transforment en varices que si la paroi est malade (1). Il est de nos jours incontestable que l'athérome artériel est fréquent chez les variqueux, comme le mettent en lumière certaines observations de Picard, Spender, Quénu, Jeanselme, qui évoquent en faveur de cette théorie artérielle, la mort par hémorrhagie cérébrale au cours du traitement d'un ulcère variqueux, la coexistance de la gangrène sénile, le sphacèle des lambeaux après l'amputation des membres variqueux. Quoi qu'il en soit, son rôle paraît secondaire en ce qui concerne l'ulcère (2). Cependant, il permettrait de rattacher à une autre maladie constitutionnelle (arthritisme de Bazin, herpétisme de Lancereaux), lésions artérielles et veineuses.

Théorie mécanique et veineuse. — La plus connue de nos jours fut déjà signalée dès 1835, Spender nous dit : « Les ulcères des jambes ont une grande fréquence, souvent expliquée par la déclivité du membre, son éloignement du centre circulatoire, altérations pathologiques palpables, état variqueux des veines. » Cet état variqueux reconnu de nos jours comme dû à

_____

(1) Broca, 1886, p. 19.
(2) Mauclaire, XXIIIᵉ Congrès chir., p. 831.

un défaut de résistance des parois veineuses et à leur insuffisance valvulaire s'aggravant sous la pression de la colonne sanguine et les variations de cette pression. Insuffisance valvulaire amenant la production des deux agents capitaux de la stase sanguine, reflux superficiel et reflux profond qu'explique la disposition veineuse des membres inférieurs.

Deux grands réseaux, veines profondes, veines superficielles réunies entre elles par des communicantes : 6 au pied, 15 à la jambe, 7 à la cuisse; toutes sont munies de valvules d'après Houzi; 30 à 34 pour le réseau profond, 9 à 13 pour le tronc de la saphène externe, 10 à 20 pour le tronc de la saphène interne (1), 12 paires en moyenne d'après Charpy, dont l'ostiale est constante. Dès que cette ostiale, tête de ligne a cédé, les segments veineux sous-jacents subissent à leur tour les effets de la pression sanguine et cèdent de proche en proche. Le reflux du sang qui en est la conséquence constitue le reflux superficiel d'ordre purement anatomique, déclivité, longueur du membre inférieur, exagéré sous l'influence du jeu de la cage thoracique et de la paroi abdominale dans les phénomènes de la respiration et, principalement de l'effort (coup de bélier abdominal).

———

(1) Extrait de la publication Mauclaire, 1910.

A ces causes d'ordre anatomo-physiologique s'ajou-
tent les obstacles à la circulation en retour dans les
veines des membres inférieurs, qui jouent parfois un
rôle très important. Il faut citer : les tumeurs de l'ab-
domen, la grossesse, l'accumulation d'une graisse com-
pacte (Billeroth), la phlébite (oblitération de la veine
cave inférieure et des veines illiaques), si bien étudiée
par Dabasse (thèse de Paris, 1900), qui lui attribue un
ulcère spécial, ulcère phlébitique, de guérison facile;
la constipation amenant une accumulation de matières
fécales dans l'S illiaque, les jarretières trop serrées.

Joints à la pression sanguine, ces obstacles aboutissent à une plus grande dilatation des veines qui donne
lieu à une inflammation périveineuse, d'où résulte tantôt un amincissement de la peau, tantôt son épaississement avec état spongieux; d'où résulte encore dilatation des capillaires où le sang stagne alors constamment, si bien que les tissus infiltrés, de vitalité diminuée offrent une moindre résistance aux traumatismes
et peuvent aller jusqu'à la production spontanée d'ulcères.

On peut aussi concevoir que les valvules des communicantes ne restent pas indifférentes à toutes ces variations de pression, aboutissent à l'insuffisance et subissent alors le rôle si considérable du reflux profond,
dépendance de la contraction musculaire qui va consti-
tuer le coup de bélier musculaire de Debove (1894).
« Cette insuffisance sera d'autant plus précoce que les
contractions des muscles du membre et, en particu-

lier des muscles de la jambe seront moins fréquentes et moins régulières (1). »

Après Hérapatch qui invoque la constriction exercée sur la saphène interne par l'anneau fibreux du *fascia lata* et en (pratique le débridement pour guérir les varices (2); Verneuil, 1855, marque l'importance des varices profondes et fait jouer un rôle à certains anneaux musculaires comme celui du soléaire dans le développement de ces varices.

Hugues (3), montre que l'absence de contractions musculaires et de battements artériels est une condition défavorable à la circulation veineuse; il explique, de cette façon, la fréquence de cette altération dans la saphène interne qui repose entre os et peau et sa rareté dans la saphène externe située entre les muscles du mollet et les téguments. Le creux poplité où ces conditions manquent, est le lieu d'élection des varices de la saphène externe.

Pour toutes ces raisons, les varices commencent par les veines profondes pour gagner les superficielles par les communicantes qui, normalement, empêchent le sang de refluer dans les veines superficielles. Au contraire, si la circulation superficielle est gênée, le sang

(1) Joseph Albert, thèse de Paris, 1911.
(2) Tillans, *Anat. sop.*, 6ᵉ édit., p. 912.
(3) *Bulletin méd., Journ.*, 1887 II, p. 122.

peut refluer dans les veines internes circulaires, tandis que la circulation en sens inverse est impossible. Ce n'est que lorsque les valvules deviennent insuffisantes que la dilatation s'étend aux veines superficielles, et M. Pierre Delbet a montré que, dans certains cas, la saphène non visible et non dilatée pouvait être atteinte d'insuffisance valvulaire.

L'ulcère n'apparaît donc pas toujours chez les malades dont les varices sont les plus évidentes, mais il n'en reste pas moins vrai qu'elles constituent leur cause la plus fréquente et nous dirons, avec M. Jeannel, de Toulouse : « l'ulcère est si fréquent chez les variqueux que les observations de varices pures et simples sont, en vérité, rares (1). » Sans vouloir, toutefois, aboutir avec M. Ch. Rémy, à la classification d'ulcères de la saphène interne, de la saphène externe, des communicantes qui nous paraissent, cliniquement, d'un diagnostic difficile.

Cependant, cette action des varices est indirecte si elles apparaissent toujours avant l'ulcère; l'intervalle de temps qui sépare l'apparition des deux processus morbides varie de 9 à 47 ans (Schreider-Quénu). Entre varices et ulcérations, il y a œdème, et c'est par l'intermédiaire d'une série de troubles que les varices amènent peu à peu les tissus profonds et superficiels à la

----

(1) Jeannel, XXIII° Congrès fr. de chir.

sclérose et enfin, à l'ulcération. La recherche de ces différents troubles, aboutit à l'élaboration d'une théorie nouvelle, la théorie nerveuse.

Théorie neurotrophique ou nerveuse. — Repose sur des données anatomiques et cliniques. Dès 1812, Leveillé signale le refroidissement du membre atteint d'ulcère variqueux. Verneuil décrit soigneusement les crampes des mollets chez les sujets variqueux en faisant, pour une bonne part des phénomènes de compression nerveuse, Auzilhon (1869) Fontaine (1879), observent l'hypothémie et la diminution de la sensibilité du membre ulcéré, de même Dolbeau et Néluton.

Terrier et Séjournet (1877), font jouer un rôle prépondérant aux altérations du système nerveux autant central que périphérique mettant en relief les troubles trophiques des membres variqueux analogues à ceux que l'on obtient dans certaines sections nerveuses, altération de la sensibilité tactile thermique, diminution de la sensibilité douloureuse allant parfois jusqu'à l'anesthésie à peu près complète. Troubles trophiques résultant d'observations cliniques, qui ne semblent cependant pas suffisants pour Fontaine, en 1879, et Clais, en 1881, mais que formule très bien Lancereaux: « La coïncidence des varices avec un certain nombre d'affections résultant d'un désordre du système nerveux porte à penser qu'elles sont subordonnées à l'action de ce système et dépendent d'un trouble de l'inner-

vation trophique (1). » Gilson signale quelques-unes de
ces affections : « Les malades atteints d'ulcères variqueux ont, presque tous, les mêmes désordres de nutrition, lésions des poils et des ongles, éruptions cutanées.

Mais, pour avoir la certitude absolue des altérations
nerveuses, il faut attendre les recherches anatomiques
et histologiques. Comil et Ranvier signalent l'épaississement et l'induration des névrilemmes au contact des
varices. En 1882, consigné dans un mémoire de Quéru,
Gombault révèle l'existence d'une névrite ascendante
partant de l'ulcère; il écrit : « Si on examine les nerfs
de malades morts avec ulcères, on trouve les lésions
suivantes : diminution dans le nombre des fibres nerveuses, prolifération excessive du tissu conjonctif
devenu exubérant, gaine de Henle plus apparente, les
fibres détruites, disparues semblent l'avoir été par un
mécanisme analogue à celui qui amène leur atrophie
après la section des nerfs.

Dans toutes les observations de Quénu, résultant
d'examens macroscopiques et microscopiques des nerfs
de la cuisse et de la jambe (sciatique, saphène interne
et externe, nerf tibial antérieur et postérieur), on trouve
une augmentation du volume du nerf, due à altérations
nerveuses primitives à ulcères, ne remontant pas le
long du tronc nerveux, siégeant sur nerfs éloignés de

(1) Traité de l'herpétisme, p. 19.

l'ulcère, n'ayant donc aucun rapport avec lui. La lésion consiste dans la dilatation des *vasa nervorum* avec périphlébite intranerveuse « d'où sclérose ordinairement périfasciculaire se manifestant d'abord toujours le long des vaisseaux veineux qui servent de guides et d'introducteurs à la sclérose », ainsi se constitue une névrite interstitielle chronique. Les lésions des nerfs cutanés n'ont pas été retrouvées par Ch. Rémy dans certains cas d'ulcères au début. Hallopeau signale la production spontanée et répétée d'éruptions bulleuses sur la cicatrice de certains ulcères comme dans les névrites. Bien avant lui, Lafaye, en 1875, signale la recrudescence soudaine d'un ulcère en voie de guérison due à quelques vésicules survenus à la suite de douleurs lancinantes dont la solution de continuité avait été le siège.

Mais MM. Reclus et Delbet font remarquer que dans les névrites :

1° Les lésions nerveuses portent sur les extrémités des membres et que le mal perforant, fréquent dans les névrites n'existe pas dans les ulcères variqueux;

2° Les troubles sensitifs qui existent dans les cas d'ulcères variqueux, ne sont pas toujours aussi marqués que dans les névrites;

3° Le décubitus dorsal améliore rapidement l'ulcère de jambe et serait sans action sur une lésion nerveuse.

D'autres auteurs admettent une paralysie vaso-constrictive; d'autres une excitation vaso-dilatatrice des veines (Rienzo). « Ces causes au voisinage de l'ulcère pourraient avoir leur importance, mais faut-il les démontrer (1). »

Quoi qu'il en soit, quelle que soit la théorie adoptée, le fait est que dans les membres variqueux il y a des lésions concomitantes artérielles et veineuses; et, suivant l'expression de Broca (1886), « d'artères à veines, de veines à nerf, il y a un échange réciproque de mauvais procédés et le tout concourt à faire des jambes ainsi atteintes des lieux de moindre résistance, à y rendre les tissus infirmes pour employer l'expression de M. Régnier. »

Pour faire une ulcération, il faut autre chose que des varices (Quénu), et avec M. Mauclaire, nous concluons que deux grandes causes président à la formation de l'ulcère :

a) Des lésions veineuses dont la plus importante est l'insuffisance valvulaire;

b) Des lésions nerveuses, altération du système nerveux périphérique par suite des *vasa nervorum*, le tout greffé sur un état constitutionnel spécial.

A cette pathogénie complexe correspondra un traitement également complexe.

------

(1) Mauclaire, XXIIIᵉ Congrès fr. de chir., 1910.

CHAPITRE IV

Traitement

Le traitement des ulcères variqueux a, depuis les temps les plus éloignés, fait l'objet de recherches nombreuses qui ont abouti à la préconisation de méthodes thérapeutiques diverses et fait le sujet de publications multiples tendant chacune à conseiller un traitement approprié.

Nous n'avons pas l'intention de passer en revue toute la thérapeutique de l'ulcère variqueux et de comparer entre elles les innombrables méthodes qui ont été dirigées contre cette affection. Nous nous contenterons, après un court exposé des principaux procédés opératoires, d'établir un parallélisme entre eux et les traitements médicaux, tâchant d'en comparer les résultats (avantages et inconvénients) obtenus sur le nombre considérable des malades atteint de cette infirmité.

« Quel que soit le nombre des procédés employés, il ne nous est pas permis d'écrire aujourd'hui que le dernier mot est dit dans la thérapeutique des varices et

plaies variqueuses. » En effet, il ne s'agit pas là d'une
affection locale, le fait est admis, incontestable. Notre
long exposé étiologique et pathogénique en montre les
nombreuses dépendances, particulièrement celle de
l'état général hors d'atteinte; il est donc facile de prévoir que tels traitements qui conviennent à certains
ulcères, ne conviennent pas à d'autres, on peut même
prévoir la récidive après une guérison plus ou moins
durable: c'est ce que nous montre la pratique. « Il est incontestable qu'en face d'un malade atteint d'ulcères
variqueux, le praticien doit viser un double but :
d'abord amener la cicatrisation de la lésion actuelle
dans le minimum de temps, ensuite, et c'est là le point
le plus important et malheureusement le plus difficile,
mettre le malade à l'abri des récidives et ce en lui faisant
courir le minimum de risques (1). » C'est en nous plaçant sur ce terrain que nous envisagerons la question.

Nombreux sont les malades ayant subi une foule de
procédés thérapeutiques, certains sont de véritables
petits musées historiques, nous faisant passer en revue
la majeure partie des traitements employés jusqu'à nos
jours, ainsi que le prouvent quelques-unes de nos observations, malheureusement trop peu nombreuses à notre
gré, mais qui présentent néanmoins un certain intérêt
parce qu'elles n'ont nullement été choisies ni triées, re-

_____

(1) Le Pipe, thèse de Paris, 1906.

cueillies à mesure de la présentation des malades dans
le service de dermatologie de M. le professeur Bodin,
au cours de l'année 1913-1914. Sans être positivement
concluantes, elles nous ont parues attirer suffisamment
l'attention sur la fréquence des récidives après les interventions chirurgicales, fréquence nous permettant de
défendre à la fin de ce chapitre le traitement médical,
vraiment trop négligé de nos jours.

Nous n'avons certes pas l'intention de faire œuvre
nouvelle, la question du traitement des ulcères variqueux a déjà fait couler trop de flots d'encre; nous nous
bornerons simplement à apporter dans la mesure de
nos moyens notre modeste tribut à cette immense question.

Nous nous abstiendrons de publier, selon l'usage, au
début de ce chapitre, la classification des divers traitements qui nous obligerait à reproduire, chose dont les
auteurs abusent déjà trop souvent, certaines classifica-
tions plus ou moins modifiées de nos prédécesseurs.
Nous renvoyons ceux qui pourraient s'y intéresser à la
thèse de Bénech (1) et à la publication de M. Mauclaire (2), qui nous donnent une classification générale
d'une parfaite netteté.

Chaque méthode énoncée par ses auteurs a ses succès

---

(1) Montpellier, avril 1908.
(2) Mauclaire, XXIIIᵉ Congrès fr. chir., 7 octobre 1910.

et ses échecs : « il est difficile de les comparer entre
elles, à cause de la diversité des cas, et de dire que l'une
est supérieure à l'autre; telle méthode échouera là où
d'autres seraient couronnés de succès ».

C'est pourtant, comme nous l'avons déjà dit, avec
l'intention d'établir cette comparaison ardue que nous
abordons l'étude des divers procédés, plaçant en tête
les procédés chirurgicaux les plus importants (Moreschi. Ligatures et résections veineuses) pour aboutir aux
procédés de plus en plus simples, et enfin aux traitements médicaux.

I. — Procédés chirurgicaux

A) *Incisions circonférencielles et superficielles de la
jambe (Moreschi et modifications).*

Pratiquée pour la première fois par Petersen, ce procédé fut méthodisé en 1895 par Moreschi. Il consiste :

a) Dans une double incision circulaire sus-aponévritique des tissus, l'une immédiatement au-dessus de l'ulcère, l'autre sus-malléolaire avec résection veineuse
entre deux ligatures, ayant pour but la division de la
colonne sanguine superficielle qui se trouve ainsi séparée en trois tronçons.

b) La dénudation de l'aponévrose permettant au
moyen de petites boutonnières de lier quelques veines
profondes (tibiale postérieure et péronière) vues par

transparences supprimant partiellement la circulation collatérale et modifiant les communications entre le réseau superficiel et profond.

c) La section du nerf saphène externe, modifiant l'innervation du membre.

d) Le curettage de l'ulcère avec greffes épidermiques, si besoin est.

e) La cicatrisation des plaies par seconde intention.

Cette méthode, qui pour l'auteur donne des résultats excellents puisqu'il cite 5a cas de guérison, les seuls à sa connaissance, dont nous extrayons quelques-uns de la thèse de Charles Durand (Paris 1902),

Moreschi..............	10 malades opérés	10 guérisons
Daglisni de Monte Tuno	1 cas	1 guérison
Tinazza de Vérone......	20 cas	20 guérisons
Ruini.........	7 cas	7 guérisons

ne semble pas faire l'enthousiasme de tous les auteurs puisque Citernici rapporte la statistique suivante portant sur 22 cas :

Tavecchi	8 cas	2 guér.	6 rec.	0 mort
Pitzona	5 —	4 —	0 —	1 mort par embol. pulm
Ruini	4 —	3 —	1 —	0 —
Marioni	3 —	3 —	0 —	0 —
Magnui	2 —	0 —	2 —	0 —

dans lesquels la récidive apparait un peu plus d'une fois sur deux. Les guérisons portent sur des malades qui n'ont été revus que quelque temps après l'opération dont on ne connait pas, par conséquent, les résultats lointains.

La mortalité, d'après ce tableau, serait de 4 à 5 %.

Le résultat, n'est en somme, pas très encourageant, et rien ne dit que dans les 12 cas guéris il n'y aura pas, dans un délai plus ou moins long, récidive.

Mauclaire, qui a fréquemment employé ce procédé, nous dit que s'il améliore beaucoup d'ulcères, les récidives sont aussi fréquentes que les guérisons.

Outre ces résultats plutôt médiocres, nombreux sont les reproches faits à cette méthode; persistance de l'œdème du pied durant des mois, retard de la cicatrisation surtout inférieure, rétraction cicatricielle, adhérences tendineuses, difficultés de l'opération en cas d'ulcères paramalléolaire, phénomènes douloureux persistants, persistance des paquets variqueux à la cuisse et partie supérieure de la jambe d'où possibilité de troubles nutritifs nouveaux. Ce qui fait dire à M. P. Delbet (1) : « J'ai pratiqué une fois l'opération type, de Moreschi; mon malade a présenté, du côté de la jambe et du pied, des troubles circulatoires avec œdème persistant du pied tel que j'y ai à jamais renoncé. » Aujourd'hui, beaucoup d'auteurs pensent comme Delbet et le Moreschi type est à peu près délaissé pour l'opération type Mariari-Reclus (la jarretière).

(1) P. Delbet, XXIIIe Congrès fr. chir., p. 897 .

. *Mariani* supprime l'incision sus-malléolaire et ne pratique qu'une incision circulaire au-dessous de l'ulcère qu'il laisse cicatrisé par deuxième intention. De même Reclus qui la pratique au niveau de la jarretière. Les inconvénients restent à peu près identiques, rétraction cicatricielle, cicatrisation de longue durée, paquets variqueux au-dessus de la cicatrice ainsi qu'on l'observe chez le malade de notre Observation III.

Quant aux résultats, ils sont bien peu supérieurs à ceux du Moreschi, d'après les quelques cas suivants :

Mariani   3 cas   3 guér.   o récid.
Dinand   5 —   2 —   2 —   1 non guéri
Mouchet   1 —   1 —

on trouve les deux tiers des résultats immédiats bons.

D'autre part, nous relevons dans la publication de M. E. Reymond, de Paris, au XXIII⁰ Congrès de chirurgie, les résultats obtenus dans son service par la jarretière seule.

17 malades ont été opérés; 57 ont subi la jarretière; 17 sont revus.

8 présentent guérison parfaite et ne présentent aucune récidive entre 2 et 6 ans.

6 malades ont récidivé.

3 n'ont jamais présenté de guérison complète, mais ont été améliorés.

30 sortis guéris n'ont pas été revus.

13 sont morts d'affections diverses plus ou moins longtemps après la fermeture de l'ulcère.

Si nous considérons exclusivement les 17 malades
revus, nous voyons que la jarretière seule, comme le
Moreschi, donne à peine un résultat immédiat de 50 %.

M. E. Reymond considère comme ne devant être
traité par ce procédé que les malades dont les valvules
sont encore suffisantes dans la partie de la saphène au-
dessus de l'ulcère. En pratique, il n'en est pas toujours
ainsi à cause de l'opération facile sous l'anesthésie
locale, ce qui permet d'intervenir chez des malades
âgés, mais les résultats sont le plus souvent médiocres,
et si MM. Hardouin et Le Pipe (1) publient quelques résultats excellents, il n'en reste pas moins vrai que le
Mariani-Reclus est loin d'être parfait, d'où les nombreuses modifications apportées par les auteurs suivants :

Vince de Bruxelles lui reprochant, comme au Moreschi, de laisser persister dans la partie supérieure de la
cuisse un circulus-viciosus, conseille, pour l'éviter,
d'associer au Moreschi la ligature de la saphène au niveau de son abouchement.

Paul Delbet, pour éviter les effets d'une trop grande
rétraction cicatricielle, évite la cicatrice en jarretière
par deux incisions demi-circulaires sus-ulcéreuses en
avant et en arrière du membre, réunies entre elles par

---

(1) Le Pipe, dans sa thèse, Paris 1906, publie une dizaine d'observations avec bons résultats chez malades revus deux à six ans
après l'opération.

une ligne brisée en V. Il publie plusieurs opérations avec
résultats immédiats excellents, et dans la thèse de
Durand (Paris 1902) on trouve 4 succès sur 5, c'est-à-dire
environ 50 %, mais ce procédé ne s'est pas généralisé et
est peu connu.

M. Mauclaire (20 août 1901) pratique l'incision circulaire en guirlande également pour combattre la rétraction cicatricielle et les phénomènes de compression
qui en résulteraient. Il fait, en outre, pour plus de sûreté trois ligatures superposées de la saphène, puis la
circonvolution de l'ulcère; il a obtenu de bons résultats,
mais aussi de mauvais; nous relevons toujours dans la
thèse de Durand quatre de ses observations (inédites),
trois ont donné de bons résultats immédiats, une un
résultat médiocre ou presque nul, nous le publions
d'ailleurs parmi nos observations.

Brault (d'Alger) (1), tenant compte de la pauvreté de
la région antéro-latérale externe de la jambe en veines
et en nerfs tant superficiels que profonds, pratique une
incision en fer à cheval partant de la face interne du
tibia, puis de son bord interne, pour s'arrêter en dehors
et en avant sur le péroné. Le couteau sectionne la peau
et l'aponévrose superficielle, léchant les muscles. Quelquefois il penche dans la gouttière des jumeaux pour y

_____

(1) *Gazette des Hôpitaux*, 4 août 1903. Contribution au traitement des ulcères variqueux de la jambe.

5

sectionner la saphène externe. Nous trouvons dans la thèse de Jasseron (Toulouse, 1905) (1) neuf observations d'opérations suivant la méthode de Brault ayant donné :

7 bons résultats immédiats.

1 résultat à peu près nul, par suite d'une poussée eczémateuse après l'opération.

5 de ces malades ont été revus moins d'un an après, les autres non. Ce qui ne permet pas d'émettre une conclusion absolue. Son seul avantage sur les précédents serait purement esthétique, laissant une cicatrice relativement courte, cachée à la partie postero-interne du mollet, très appréciable chez la femme.

Wenzel (2), de Buenos-Ayres, pratique l'incision circulaire à l'union du tiers inférieur et des deux tiers supérieurs de la cuisse à cause du mauvais état où se trouve déjà le système veineux de la jambe. Il cite 26 cas dont les résultats auraient été bons.

Crédé, de Dreste, prône ce procédé dans les cas d'ulcères multiples ou haut placés, mais il ne peut en préciser les résultats éloignés. Schwartz qui l'a aussi pratiqué s'en montre peu satisfait. Et dans la thèse de Mlle Marie Tessène (1903) nous remarquons quelques observa-

---

(1) Jasseron, ancien interne de M. le professeur Brault
(2) Wenzel, *Société médicale argentine*, 1901.

tions loin d'être convaincantes. Elles proviennent des services de M. le professeur Schwartz et de Crédi. Sur 7 cas :

3 opérés sont sortis non guéris.

4 autres sont sortis guéris, 3 n'ont pas été revus.

1 seul revu avait récidivé.

Certes, on ne peut sur un aussi petit chiffre établir une proportion, mais il n'en reste pas moins vrai que les résultats n'en semblent pas excellents, malgré les 26 cas signalés par l'auteur de la méthode.

Friedel enferme l'ulcère entre deux tours d'une incision en spirale de la cuisse et de la jambe contenant cinq ou 6 tours.

Ledderhose, de Strasbourg, pour remédier à l'œdème consécutif au Moreschi et à la section des lymphatiques, fait des incisions longitudinales intéressant les téguments jusqu'à l'aponévrose jambière. On obtient ainsi une série de travées de tissu cicatriciel; mais on manque d'observations pour apprécier cette méthode.

D'une manière générale, le Moreschi et ses modifications donnant autant de récidives que de guérisons ne semble pas une opération de choix, aussi beaucoup d'auteurs lui préfèrent la ligature et résection veineuse.

B) *Ligatures et resections veineuses.*

Méthodisées par Trendelenbourg, en 1885, « elles ont pour but d'établir un barrage définitif sur le courant veineux superficiel du membre inférieur (1) », de combattre ainsi :

a) L'insuffisance valvulaire,

b) De s'opposer au rôle joué par le poids de la colonne sanguine sur l'apparition des varices et des ulcères.

c) De s'opposer au reflux veineux qui aggrave les varices et la stase dans le membre.

. . La ligature simple, pratiquée tout d'abord consiste en une ligature unique à l'union du tiers moyen et du tiers inférieur de la cuisse; reconnue rapidement insuffisante, bien que recommandée par Chabot dans la thèse d'Estienny (Toulouse 1892-93), elle ne donne pas une oblitération durable, et fut remplacée par la section, puis la résection partielle de la saphène entre deux ligatures. Cependant, en 1912, B. Cignozzi écrit : « elle peut rendre service quand on ne peut employer une opération plus radicale » sur 33 cas, il signale 10 récidives; avant lui Ahna (1909) prétend avoir 77 % de guérisons.

Section et résections entre deux ligatures. Se pratiquent également au tiers inférieur de la cuisse, après avoir fait une incision de 3 millimètres démontre aussi, rapidement insuffisante par suite de l'impossibilité qu'a la section unique à remédier à l'insuffisance valvulaire

---

(1) Définition de Viannay, *Revue de Chirurgie*, 1905, n° 1.

et un rétablissement du courant sanguin. Minkievitz a fait des expériences sur les animaux et a constaté la possibilité de perméabilité ultérieure.

Pearce Goold publie dans le *Lancet* (avril 1899) une étude sur 50 cas de varices traités par ce procédé, et cinq fois il a observé que de grosses veines nouvellement formées rétablissent la continuité entre les veines situées au-dessus et celles situées au-dessous de la ligature.

Viannay, en 1905, signale un cas où les deux bouts de la veine sont devenus perméables après un certain temps. Ledderhose signale un fait semblable. Aglave publie un cas dans lequel une collatérale remplaçait la saphène liée précédemment.

Les chirurgiens cherchent alors des modifications plus avantageuses. Schwartz recommande les ligatures et résections étagées, son opération porte alors le nom de Trendelenbourg. Schwartz, ce dernier, en 1892, publie plusieurs observations avec de bons résultats immédiats.

Trendelenbourg-Schwartz. — On pratique au niveau de la cuisse et de la jambe plusieurs ligatures, cinq ou six en moyenne, et on profite pour les enlever, s'il en existe, les gros paquets variqueux douloureux. La résection veineuse ne comporte guère dans chaque incision plus de quatre ou cinq cas. On suture au crin de Florence et on applique un pansement compressif. Ligatures et résections ont une valeur à peu près identique, morcellement du canal veineux en plusieurs tronçons rendant plus difficile sa reconstitution par voies collatérales.

Albert nous dit : la résection en étage vaut à peu près ce que peut valoir la ligature en étage et les mêmes remarques sont applicables à ces deux opérations.

D'après les statistiques d'un certain nombre d'opérateurs, on obtiendrait les deux tiers de guérisons (1). Mais Rima, après résection, publie :

34 opérations; 26 récidives; 2 morts; 11 guérisons.

Plus tard :

Dona Mari 83 % de récidive sur 18 cas.

Müller 56 % résultats durables sur 52 malades revus.

Ahna prétend que la ligature en étage peut améliorer un certain nombre d'ulcères.

C. Cignozzi que les résultats immédiats sont toujours excellents, mais il ne parle pas des résultats lointains.

De nombreux faits cliniques confirment cette fréquence des récidives, le plus souvent par la reconstitution des paquets variqueux à la faveur de tronçons veineux malades laissés lors de la première intervention, comme cela s'est probablement passé pour le malade de notre Observation VI. Les faits ont été mis en lumière

---

(1) Voir le tableau 3. M. Mauclaire, XXIII° Congrès fr. chir., 1910, p. 842.

par Alglave qui montre, aussi la part que prend dans la reconstitution des varices la poussée profonde agissant par l'intermédiaire des veines perforantes (1).

De tout ceci résulte qu'avec les résections partielles du tronc saphénien, on observe des récidives fréquentes de l'ulcère et qu'une intervention plus radicale s'impose, certains crurent la trouver dans la résection subtotale des saphènes.

Résection subtotale. — Ablation étendue des troncs saphéniens, faite le plus souvent à ciel ouvert, parfois par des incisions à distance (voie sous-cutanée) avec résection des varices adhérentes au tégument.

Ce qui nous donne une moyenne de 57 % de guérison, résultat à peu près comparable à ceux de Moreschi (50 %) et comme pour lui peu encourageant.

Aussi cette résection subtotale est elle partiellement abandonnée pour faire place à la résection totale des saphènes.

Résection totale des saphènes. — Peut se subdiviser en résection de la saphène externe, résection de la saphène interne, résection de la saphène externe avec résection des principales branches affluentes de la saphène externe, résection totale de la saphène externe

----

(1) Voir observations Alglave, *Revue de chirurgie*, 1906.

et de la saphène interne faite quatre fois par Alglave.
Elle nécessite une incision s'étendant sur toute la
hauteur du membre inférieur. On commence par
lier et par sectionner la veine dans le triangle de Scarpa
et on descend progressivement en sectionnant et liant
toutes les collatérales qu'on rencontre. Pour ces longues sutures Viannay conseille le surjet en catgut.

Dans la critique de cette opération, il faut mettre
en balance deux arguments opposés : d'une part l'opération donne une sûreté presque absolue dans la guérison, d'autre part elle nécessite une incision longue
où les dangers d'infection peuvent apparaître, malgré le
couvert de l'aseptie. En réalité, ces dangers peuvent
être évités et si cette opération donnait le plus de chance
de guérison, on devrait l'utiliser, mais malheureusement cette certitude n'est pas établie

Si M. Alglave dit : « La résection totale des saphènes
est le seul moyen de faire disparaître le reflux veineux
de la profondeur à la surface, reflux qui entretient les
varices et leurs complications ulcéreuses ». Il redoute
néanmoins les insuccès en cas d'ulcères étendus et
conseille d'y adjoindre le Moreschi.

Dona Muri cite 17 o/o de récidives dans 22 cas.
Müller   — 88 o/o de guérison sur 52 malades revus;
mais ces chiffres se rapportent à des cas de varices compliquées ou non d'ulcères.

C. Cignozzi, 85 cas avec 8 récidives ce qui fait à peu
près 10 % de récidives et il conclue : « C'est une opéra-

tion longue, mais peu graves, pas d'accidents de circulation de retour, suites opératoires excellentes, résultats
éloignés fort bons; la meilleure et la plus rationelle. »

Il en serait de même pour M. F. Villar, de Bordeaux
(1910), qui considère la saphènectomie totale comme
paraissant être la méthode de choix, satisfaisant à toutes
les indications. Cependant, comme Alglave, il la complète souvent par un Moreschi ou un Reclus-Mariani;
en outre, il a une récidive dans un cas où il dit avoir
été parcimonieux, mais, en règle générale, résultats
immédiats excellents; guérison « per primam »; résultats éloignés inconnus (1).

M. Mauclaire (1910) aurait de bons résultats immédiats et éloignés. La même année, Ch. Rémy rapporte
deux cas de résultats éloignés :

Ulcère face interne; dix-sept ans après, petite récidive
derrière la malléole, mais dix-sept ans de bon état.

Ulcère face externe, dix-neuf ans de guérison.

Viannay, toujours en 1910, signale quatre cas de
saphènectomie totale qui ont amené la guérison des
varices, mais non de l'ulcère et M. Jeannel, de Toulouse
(XXIII° cong. fr. chir.), nous dit : « Ils montrent que
l'ulcère peut survivre aux varices. »

Pourquoi? Pour deux raisons possibles :

a) On peut admettre que l'ulcère n'a pas exclusive-

_____

(1) Compulser thèse Canagnier, Bordeaux, 1907, Dt., n° 5.

ment pour cause les varices ou n'est plus seulement
entretenu par les varices et naturellement alors, il est
du ressort d'une thérapeutique spéciale.

b) Si, comme le veut M. Remy, l'ulcère se développe
au niveau d'une communicante variqueuse, il ne suffit
pas, pour le guérir, de supprimer les varices sous-jacen-
tes; il faut atteindre et lier les communicantes intéres-
sées.

C'est ce qu'Alglave essaie en préconisant la résection
totale des varices.

Résection totale des varices. — Défendu par Schazal-
noël dans sa thèse (1912), où il en publie des résultats
excellents et nous dit : « Quant à tous les procédés, ligatures et résections variqueuses, des faits cliniques
nombreux montrent la fréquence des récidives », et il
rapporte une observation (1) assez concluante d'Alglave
faisant réellement ressortir le rôle joué par la circulation profonde grâce aux perforantes. Nous avons eu
l'heureuse fortune de voir trois malades ainsi opérés à
l'Hôtel-Dieu de Rennes; un n'a jamais guéri complètement (observ. II); le malade de l'observation I a présenté une complication (érysipèle chirurgical); il est
parti guéri; depuis n'a pas été revu; quant au troisième
malade de l'observation VII, revu plusieurs mois après
l'opération, il avait fait un nouvel ulcère qui, après guérison, n'a pas récidivé. Mais il faut dire que ce malade
se trouvait dans les conditions de repos et d'hygiène
toutes spéciales puisqu'il était hospitalisé.

Est-ce à dire que l'ablation totale doit être condam-
née? Non! Visant à la fois circulation superficielle et
profonde, elle donne peut-être une proportion de guérisons légèrement supérieure à celle des autres méthodes; mais elle n'est pas sans présenter quelques dangers et il faut, comme pour la saphènectomie totale,
mettre en balance : *a)* d'une part la sûreté presqu'absolue de guérison, qui n'est pas encore démontrée, faute
de nombreuses observations; *b)* les dangers d'infections
pouvant apparaître malgré l'asepsie. Si bien que Chazalnoël lui-même conseille, avant de la pratiquer, la cicatrisation de l'ulcération qui, dit-il, s'obtient habituelle-
ment assez rapidement par le repos au lit, lavage
quotidien de l'ulcère et de la zone cutanée voisine au
sérum chaud ou à l'alcool à 70°. Puis, après lavage,
l'application sur les parties voisines d'une épaisse couche de pommade à oxyde de zinc au dixième.

Pourquoi alors exposer un malade ainsi guéri aux
risques d'une opération? Mieux vaut, pour lui, conseiller l'application du traitement préventif : Repos, bonne
hygiène, port d'un bandage, l'hospitalisation si on a
affaire à un miséreux, autant de précautions qui devront
être prises après l'opération si l'on veut éviter une récidive ou faire disparaître les complications qui, d'après
Chazalnoël, seront : hématomes, suppurations locales,
sphacèle des lèvres des incisions, perte momentanée
de la sensibilité des territoires cutanés voisins des incisions. Quand le malade commence à marcher douleur
malléolaire au cou-de-pied, raideur du membre, gonfle-

ment œdémateux des régions inférieures persistant parfois très longtemps à la marche, dû sans doute à une gêne de la circulation de retour, s'expliquant par les grandes extirpations variqueuses que l'on est souvent obligé de pratiquer.

Aussi concluons-nous que, quoique la résection totale soit une bonne opération, elle ne donne pas des résultats sûrement supérieurs à ceux d'autres méthodes plus économiques et moins traumatisantes.

Les récidives ne peuvent être évitées car il est impossible de faire une ablation totale des veines du membre et qu'il s'établira alors des suppléances au bout d'un temps variable. Les risques opératoires sont plus considérables. Après les avoir en partie exposés pour chacune des méthodes précédentes, voyons ce qu'ils peuvent être pour leur ensemble. Quelle est la mortalité et la morbidité de pareilles interventions.

Mortalité et Morbidité (1). — La mortalité opératoire est faible de nos jours à cause de l'asepsie chirurgicale, condition première pour que la chirurgie soit acceptée par et pour les variqueux et ulcéreux qui sont plutôt des infirmes que des malades.

Sur 1.444 opérés de varices, donnant 1.619 opéra-

_____

(1) Extrait de la publication de M. Jeannel, XXIIIe Congrès fr. de chir., p. 792.

tions, M. Jeannel relève 8 décès se répartissant comme
suit :

3 décès après opérations de Trendelenbourg;
1 décès après résection jambière;
1 décès après ligature étayée à la cuisse et à la jambe;
2 décès après saphenectomie totale.
Ce qui donne comme pourcentage :
Opération Trendelenbourg, 0,29 %;
Résection jambière, 1,45 %; d'après statistique
Ligatures étagées à la cuisse et à la jambe 1,20 %;
Saphenectomie totale, 2,05 %.

Il ne fait pas entrer dans le décompte les chiffres des
opérations pratiquées par M. Schwartz ou par M. Alglave.

Les causes de mort sont :

1 par le chloroforme (Alglave et Terrier);
3 par embolie pulmonaire (Schwartz, Schneider, Syl-
vestre).
4 par accidents infectieux, 2 fois pyohémie, 2 fois
érysipèle ou lymphangite.

Il nous dit : « Quoi qu'il en soit, ces chiffres sont à
peu près négligeables, surtout si l'on tient compte de
ce fait que dans toutes les opérations suivies de décès,
il existait un ulcère, par conséquent une abondante
source d'infection, seule responsable des accidents.

Si nous tenons compte de cette conclusion, si nous
remarquons que la statistique de M. Jeannel porte sur
des opérés variqueux et non ulcéreux, nous sommes

forcés d'admettre que le pourcentage total de 5 % est très insuffisant en ce qui concerne l'ulcère. Si nous y ajoutons le cas de Pitzona par embolie pulmonaire, le cas de Turchat, où la mort fut due à l'infection, nous sommes obligé de tenir compte, avant toute intervention chirurgicale, des mortalités qui peuvent survenir.

Les morbidités et complications sont beaucoup plus fréquentes. En plus des accidents locaux (abcès, sphacèle...), M. Jeannel signale :

20 thromboses apyrétiques;

2 thromboses avec fièvre ou phlébite;

9 embolies pulmonaires, dont 3 mortelles.

Et il écrit : « En vérité, c'est peu de chose et l'on peut affirmer que la chirurgie sanglante des varices est une chirurgie bénigne, d'autant plus bénigne d'ailleurs, il est à peine besoin de le dire, qu'elle s'adresse à des varices non compliquées. »

Les dangers qui la menacent proviennent : a) des fautes chirurgicales; b) des complications des varices opérées; le voisinage d'un ulcère compromet l'asepsie d'une opération; la thrombose et la phlébite des veines que l'on ligature ou que l'on extirpe feront courir le risque de l'embolie ou de la pyohémie. On peut, dans une certaine mesure, éviter ces complications par l'asepsie soignée et complète de l'ulcère (badigeonnage iodé, isolement au cours de l'opération), abstention d'intervention en cas de varices atteintes de phlébites aiguës ou subaiguës. Ce qu'on ne peut éviter, c'est l'œdème du membre opéré, observé surtout dans les extirpations larges (saphènectomies, ablation totale des varices), témoignant de la rupture d'équilibre des deux circulations veineuses superficielles et profondes exigeant souvent, durant quelques semaines, la compression classique du membre. Viannay, dans sa statistique (1), sur 58 cas de résection totale des veines saphènes, cite 1 cas de mort par pyohémie à marche lente, le trente-huitième jour après opération (2), soit une mortalité de 1,72 %.

Il est incontestable que chez les malades âgés porteurs d'ulcères étendus et invétérés, avec troubles trophiques très accentués et altérations profondes de la peau ambiante, les résultats des interventions chirurgicales sont toujours mauvais et les risques opératoires considérables.

Faisant abstraction de ces derniers, voulant toujours des résultats meilleurs, nombre d'opérateurs combinèrent les procédés précédents ou découvrent des procédés nouveaux qui sont souvent restés leur apanage.

C) *Opérations combinées et opérations exceptionnelles.*

Opérations combinées.— De variétés telles qu'il nous

---

(1) Viannay, XXIII° Congrès fr. chir., p. 906 (7 oct. 1910).
(2) Observation XXIII de la thèse de Truchet, Lyon (juillet 1908), n° 130.

est impossible de les passer toutes en revue. Nous signalons simplement les plus courantes; c'est ainsi :

Que Leddeshrose combine la résection de la saphène au-dessus de l'ulcère avec des incisions longitudinales de la peau à son voisinage.

Que Ruini, Cuvechi, Della-Rosa, Alglave associent la résection plus ou moins étendue des saphènes au Moreschi.

Que M. Mauclaire, employant son procédé « ultra-combinant », pratique avec la résection jambière d'une saphène une ligature de la saphène interne, à son embouchure et au-dessus du condyle interne. Cette méthode lui paraît donner les meilleurs résultats pour le traitement de l'ulcère.

O. Cignozzi joint le Moreschi à la saphènectomie totale; sur 11 cas, il a 2 récidives et 2 décès; cette combinaison aurait une gravité grande, convalescence longue, et serait à abandonner.

Schwartz, en même temps que la résection étagée de la saphène, pratique l'excision de grands lambeaux cutanés pour former un véritable bas élastique naturel; sur 14 malades ainsi opérés, 11 étaient encore guéris 2 ans après; 3 autres furent seulement améliorés, ce qui donne 80 % de guérisons.

D'autres chirurgiens combinent l'excision de l'ulcère au Moreschi.

En pratique, toutes les combinaisons les plus variées sont possibles sans pour cela amener des résultats beau-

coup meilleurs et, avec Mauclaire, nous disons : « Quel
que soit le procédé employé pour éviter la récidive,
l'opéré devra porter un bandage compressif. En est-il
de même pour les procédés exceptionnels? Il est difficile
de le savoir, faute d'observations et de résultats. »

Procédés exceptionnels. — Pierre Delbet fait l'anas-
tome saphèno-fémorale; Cecca et Kutzenstein font l'enfouissement sous-aponévrotique de la saphène interne
et l'enfouissement sous-musculaire.

Remy a pratiqué la ligature de l'artère fémorale, mais
l'a vite abandonnée. Parona, Viscontini, Mambrini ont
recours à la ligature de la veine poplité. Mambrini
réunit trente-quatre opérations (varices avec ou sans
ulcères); les ulcères guérissent rapidement; mais 20 fois
il y eut récidive; le procédé est donc très mauvais. Janu,
de Bucarest, essaye la revalvulation de la saphène, mais
n'a pas de résultats probants.

Chevrier emploie la ligature de la veine fémorale,
théoriquement bonne, mais comportant de très gros
risques.

D'une façon générale, ces méthodes toutes nouvelles
n'ont pas recueilli de partisans et sont abandonnées;
aussi nous sommes-nous borné à une simple énuméra-
tion de ces interventions artério-veineuses (1). Il n'en

_____

(1) Pour de plus amples détails voir Mauclaire, voy. pag. 815-
817 (7 oct. 1916).

sera pas de même pour les interventions nerveuses, peut-être appelées un jour à jouer un rôle considérable, étant donné l'extension que semble prendre dans la pathogénie de l'ulcère, la théorie nerveuse; nous nous y arrêterons quelques instants, les faisant suivre des interventions osseuses (racornissement du membre, amputation).

Interventions sur les nerfs.

a) L'élongation des nerfs, employée pour la première fois par Chipault, en 1899, dans le traitement des ulcères. Il publie 5 cas traités de cette façon avec guérison complète. Le principe est de faire subir une tension au nerf sous la dépendance duquel se trouve l'ulcère. Après dénudation du nerf, chargement sur sonde canelée; on l'écrase par la pression du doigt, puis on le distend lentement et modérément. Chipault, sans doute peu confiant y associe l'excision de l'ulcère s'il est petit, la greffe s'il est vaste.

b) Dissociation fasciculaire du sciatique, découverte par Delagenière en 1895, lequel voulant appliquer la résection entre deux ligatures des varices périnerveuses de l'échancrure sciatique dans le traitement d'une sciatique variqueuse rebelle, ne trouva que de petites dilatations veineuses dans son épaisseur; pour les détruire, il dissocia les faisceaux du nerf et le résultat fut excellent.

En 1896, A. Marchant dissocia le sciatique qui ne contenait pas de varices apparentes et eut 2 succès dans 2 cas de mal perforant.

En 1898, Schwartz intervint avec succès dans 2 cas de sciatique variqueuse par dissociation et résection des varices intra et périnerveuses.

Paul Delbet étendit la méthode aux ulcères variqueux et la fit connaître avec ses résultats (1). Ce procédé, encore connu sous le nom de Hersage consiste, après dénudation du sciatique, à le dissocier avec une sonde canelée, pointe de bistouri ou un appareil spécial inventé par Gerard-Marchant.

c) Anastomoses et transplantations nerveuses, pratiquées par M. Mauclaire. Dans les cas d'ulcère de la face interne de la jambe où les lésions portent sur le nerf saphène interne, il replante plus haut ce dernier sur le crural après l'avoir mis à nu à son origine sous l'arcade crurale. La régénération nerveuse est très lente et, comme le dit M. Mauclaire lui-même, les 5 cas ainsi opérés ne sont pas concluants.

Dans 2 cas d'ulcères de la face externe, il a essayé de les traiter par l'anastomose nerveuse du sciatique poplité.

Il est difficile de juger ces méthodes qui s'attaquent

---

(1) *Société de Biologie*, 1899.

aux nerfs, car elles sont peu employées et leurs résultats mal connus. Les observations publiées par Silvy
dans sa thèse (Paris 1900) sont loin d'être concluantes,
notamment les observations III et VII où l'on voit la
récidive survenue en quelques mois. Chipault y associe l'excision ou la greffe; on ne sait alors quel est
exactement le facteur de guérison.

Delbet (XXIII° cong. fr. chir., page 903) apprécie sa
méthode qu'il a, jusqu'à cette époque, appliquée 11 fois.

L'opération est innocente; jamais elle ne lui a donné
de décès; mais dans 2 cas, il y a eu un peu de raideur
consécutive du membre inférieure; d'autre part, l'action
cicatrisante de la dissociation s'épuise vite; au bout de
8 à 10 jours, elle s'éteint et l'ulcère marche comme si
l'on n'était pas intervenu. D'autres auteurs ont obtenu
de bons résultats immédiats, mais certains opérés se
plaignent dans la suite d'élancements douloureux. Et
Delbet lui-même conclue : « L'opération pourrait être
indiquée dans le cas d'ulcères variqueux petits, pouvant
être guéris d'un seul coup, s'il n'y avait pas de procédés
meilleurs, dans le cas d'ulcères atones rebelles aux autres thérapeutiques. » Mais elle n'est absolument à sa
place que dans les cas où, avec les ulcères, il existe des
douleurs spontanées et provoquées dans la sciatique. Là,
elle est l'opération de choix, ainsi que le démontre
suffisamment la thèse de Silvy (1900).

Jugées par l'auteur lui-même, nous voyons que ces
interventions nerveuses ne peuvent entrer dans la pra-

tique courante du traitement des ulcères variqueux. De même les interventions osseuses.

Interventions osseuses

a) Le raccourcissement de la jambe, conseillé par M. Delagenière (1), dont la technique se trouve exposée dans la thèse de M. Albert (1911), n'est pas assez connu pour permettre une déduction et la seule observation publiée par Albert nous semble insuffisante pour lui permettre de conclure que « le procédé de raccourcissement du membre tel que le conçoit M. Delagenière est actuellement le seul traitement répondant à ce desideratum, modification de la circulation et de la nutrition du membre et devant être logiquement considéré comme le seul efficace contre l'ulcère variqueux rebelle. » Dans ce cas l'amputation serait plutôt indiquée. Mais :

b) L'amputation est une opération ultime à laquelle on ne doit avoir recours qu'après épuisement de toutes les ressources thérapeutiques à notre disposition, dont on doit s'abstenir chez les vieillards. Seuls les sujets jeunes non débilités par quelques diathèses ou maladies infectieuses peuvent en retirer profit lorsque chez eux l'ulcère très étendu « sorte de bracelet saignant et fongueux » aura provoqué des ostéopériostites, une ossification de tous les tissus de la jambe.

A côté de ces interventions de grande chirurgie, comportant de nombreux risques, existent un certain nombre de procédés relativement bénins suffisants pour certains amener la guérison de l'ulcère, mais étant le plus souvent compléments d'une thérapeutique médicale; ce sont les procédés de petite chirurgie.

D) *Procédés de petite chirurgie.*

Parmi les plus importants, nous avons l'incision circonférencielle de l'ulcère, les greffes et autoplasties, les scarifications, le curettage, la cautérisation.

Incision circonférencielle de l'ulcère. — Pratiquée pour la première fois par Gay en 1853; il traça une incision en fer à cheval autour de la partie inférieure d'un ulcère de jambe et obtint sa guérison.

Plus tard, Dolbeau vulgarisa la méthode, créant la circonvallation, aujourd'hui bien connue. Il aurait été, paraît-il, précédé par Nussbaum.

Quoi qu'il en soit, on fait à 1 centimètre et demi ou 2 centimètres des bords de l'ulcère une incision circonférencielle profonde dans le but de diminuer l'étendue de l'ulcère par la rétraction des bords, de modifier l'irrigation en supprimant la pression veineuse périphérique, de modifier la vitalité des tissus par la section des filets nerveux sous-cutanés. Mais elle laisse persister la circulation profonde.

Cette incision qui a subi bien des modifications (Faure-Hoyden) a eu et a encore nombre de partisans.

Félizet, Berger disent en avoir obtenu de bons résultats. Pour M. Quénu, elle supprime l'action des nerfs enflammés. M. Reclus trouve que c'est un procédé brutal dont l'application doit être nulle ou fort restreinte. M. Couthon signale trois guérisons permanentes au bout de trois ou quatre ans après l'opération. M. Schwartz dit avoir employé souvent cette méthode avec succès; mais il lui adjoint fréquemment la ligature des saphènes. En revanche, M. P. Delbet nous dit : « J'ai pratiqué dans le cas d'ulcère l'incision de circonvallation; elle ne m'a donné que de mauvais résultats; aussi y ai-je à jamais renoncé. »

Nous sommes de l'avis de M. P. Delbet, car, outre la crainte du danger d'hémorragie dans ce tissu variqueux où la forcipressure n'a point de prise, il semble irrationnel de créer autour d'une plaie ancienne sans tendance à la cicatrisation une autre plaie plus grande en plein tissu bouleversé par des troubles trophiques.

Vallis et M. Ch. Rémy font deux incisions longitudinales libératrices de l'ulcère dont ils détachent le fond avec la veine adhérente et suturent l'incision. Les résultats ne sont pas probants.

Berger est partisan de l'excision de l'ulcère, puis de la suture des bords de la plaie. Cette opération pourrait convenir aux petits ulcères, mais non aux ulcères moyens, encore moins aux ulcères étendus envahissant la presque totalité du membre. Dans ce cas, il complète l'excision par une greffe italienne.

Greffes et autoplasties. — Nous ne voyons pas la nécessité de décrire le manuel opératoire de ces procédés
s'appliquant à toutes autres plaies qu'aux plaies variqueuses. Ce mode de traitement relativement récent, dû
à Reverdin, méthodisé par Ollier et Thiersch qui
indiqua nettement la préparation que devait subir l'ulcère variqueux pour recevoir une greffe avec quelques
chances de succès, ne semble pas donner de résultats
durables appréciables. D'une façon générale, ces greffes
(greffes épidermiques de Réverdin, Denno; épidermiques d'Ollier, Thiersch; cutanées en mosaïque) se nour-
rissent mal, se névrosent fréquemment, augmentent la
suppuration de l'ulcération, retardant sa guérison ou
fournissent, en cas de succès, des cicatrisations fragiles,
ne tardant pas à s'ulcérer à leur tour.

Quant à l'autoplastie, suivant la méthode italienne,
à pédicule adhérent, elle ne s'applique guère avec succès qu'aux plaies de la face. L'autoplastie suivant la
méthode française ou par glissement, d'application
délicate, ne peut réussir que dans les cas d'ulcères variqueux simple sans autres troubles trophiques. Pour
elles aussi, les résultats sont variables suivant les auteurs. Bons pour M. le professeur Berger, ne sont durables qu'autant que les conditions favorisantes de l'ulcère ne se reproduisent pas.

Et la grosse difficulté réside dans le peu de chance de
prise sur la surface mal nourrie de l'ulcère. Mais quand
on arrive à les faire prendre, on obtient une guérison
rapide et une peau de beaucoup préférable au tissu de

cicatrice. Malheureusement, bien des ulcéreux, partis guéris, reviennent plus tard dans le même habituel état qu'avant leur opération. Il en résulte que les greffes ne peuvent être considérées comme une méthode suffisante au traitement de l'ulcère; tout au plus, après un bon nettoyage de l'ulcération, peuvent-elles, lorsqu'elle est trop étendue, servir de complément à certains autres procédés thérapeutiques.

Les scarifications, faites avec bistouri, rasoir ou scarificateur perpendiculairement à la peau, parallèles tout autour de l'ulcère, empiétant peu sur la surface ulcéreuse, mais dépassant de 2 ou 3 centimètres sur les tissus périphériques. La légère hémorragie produite s'arrête facilement par le pansement; dans quelques cas, les légères poussées de lymphangite s'arrêtent facilement; mais ce procédé, pour la majorité des auteurs ne diminue pas beaucoup la durée de l'ulcère; seuls, les petits ulcères variqueux à bords calleux en profitent, car elles facilitent le rapprochement de ses bords.

Le curettage amène un nettoyage rapide et, avec quelques pansements antiseptiques et le repos au lit, suffit à la guérison de tous les ulcères au début. Il est d'un emploi fréquent dans la préparation de l'ulcère à recevoir la greffe. Mais, avec M. J. Regnault, nous dirons : « Outre la rudesse du procédé et la douleur qu'il cause, on peut aussi lui reprocher d'arriver imparfaitement à son but, quand on se rappelle surtout les accidents de généralisation tuberculeuse que l'on a trop souvent observés après le curettage de quelques foyers tuberculeux isolés.

La cautérisation employée surtout depuis l'invention du thermocautère, Reclus y trouve un grand avantage pour la modification d'ulcères étendus, lardacés, anfractueux; elle peut être superficielle ou profonde et est passible des mêmes reproches que le curettage.

Ces procédés de petite chirurgie peuvent servir d'intermédiaire entre le traitement chirurgical et médical, surtout que ce dernier comporte un certain nombre de procédés plutôt parachirurgicaux, auxquels nous ne portons qu'un minime intérêt étant donné leur peu d'application. Parmi eux, nous relevons le massage, les injections péri ou endoveineuses, périulcéreuses, l'électricité, la radiothérapie, l'hyperhémie par la bande de Bier... que nous classerons parmi les agents mécaniques et physiques.

II. — Procédés médicaux

Très simples. En réalité, la question est des plus complexes et, pas plus que la chirurgie, ne doit donner à l'exclusivisme force de loi. Cependant bien des auteurs se sont laissé entraîner par la théorie à laquelle se ralliait leur opinion; chacun d'eux a voulu généraliser cette opinion qui, en réalité, ne pouvait s'appliquer qu'à des cas particuliers, d'où la multitude des procédés employés.

Mais avant de faire un choix, d'ériger une méthode

de médicament ou de pansement, il faut se demander
à quelles conditions doit répondre le procédé. A notre
avis, il doit remplir les trois conditions essentielles suivantes :

a) Etre simple, d'application facile, non douloureux,
non dangereux, peu coûteux, à la portée des ressources
intellectuelles et pécuniaires du malade.

b) Transformer la plaie ulcéreuse atone, infectieuse
et de mauvais aspect en une plaie simple, granuleuse et
aseptique, favoriser la genèse et l'évolution des bourgeons charnus qu'il a créés.

c) Substituer à la plaie bourgeonnante obtenue un
tissu de cicatrice aussi résistant que possible qu'il fau-
dra protéger par la suite.

D'où nécessité dans le traitement de l'ulcère de guérir la maladie et d'en empêcher la reproduction.

Pour y arriver, les anciens attribuant un rôle considérable aux diathèses (1) essayaient par une médication
intense de maintenir le terrain en dehors de cette diathèse, d'où l'emploi d'une médication intense d'ordre
général.

A) *Médication interne*

Les anciens en ont, certes, abusé, prétendant que,

---

(1) Voir l'étiologie, p.

en agents mécaniques et physiques, en agents chimiques ou médicamenteux.

A) *Agents mécaniques et physiques*

a) Repos. De beaucoup le plus important, le repos a été de tout temps conseillé dans les affections variqueuses des membres. L'expérience de tout le monde, l'empirisme même ont prouvé depuis longtemps son utilité, son influence est si grande qu'il a souvent, à lui seul, suffi à amener une amélioration, voire même la guérison lorsque la perte de substance est limitée, lorsque la nutrition des tissus n'est pas trop compromise. Reclus dit du repos « une des premières médications est le repos du membre et le repos de l'ulcère ». Ce repos ne s'obtient bien qu'au lit, dans le décubitus horizontal, le membre allongé et légèrement surélevé, soit d'après Gerdy à l'aide de deux coussins placés au bout du lit entre les deux matelas, soit à l'aide d'un petit coussinet placé sous le talon, soit en mettant la jambe malade sur la jambe saine.

On facilite ainsi la circulation de retour, on limite l'action de la colonne sanguine dont la pression, par suite de l'insuffisance des valvules, se répartit inégalement tout le long du vaisseau, manifestant son action à la partie inférieure de la veine, donnant lieu aux œdèmes et douleurs intolérables de la station debout, troubles disparaissant après quelques jours au lit, procurant au malade un bien-être considérable.

Ce repos est plus ou moins sévère suivant la lésion à laquelle on a affaire, autant que possible il doit être absolu, ce qui ne veut pas dire qu'il faut refuser la guérison à tout malade ne voulant pas s'y astreindre d'une façon vigoureuse : il est parfois aussi difficile d'obtenir du malade le repos qu'il est difficile d'arracher son consentement à une opération. « Le variqueux ne se sent pas assez malade pour sacrifier à ses varices ou à son ulcère son temps ou ses occupations (1). »

Certains auteurs, tenant compte de ces faits, cherchèrent un nouveau traitement permettant au malade de se lever, se promener, travailler, de là naquit le traitement ambulatoire.

Traitement ambulatoire. — On met sur l'ulcère un pansement occlusif, et par-dessus, on applique un appareil silicaté ou dextriné, et le malade peut marcher sans crainte ni douleur. C'est ainsi que Regnault, après nettoyage de la plaie avec une solution tiède de sublimé au 1/1.000 conseille d'appliquer une couche d'ouate hydrauphile aseptique, puis on enroule autour du pied et de la jambe une ou deux couches de ouate ordinaire que l'on fixe à l'aide d'une fine bande de gaze ou de toile, puis, par-dessus on place une bande silicatée. Le malade reste au repos absolu jusqu'à assèchement complet du

(1) Bénech, thèse Montpellier, 1908.

bandage. Il dit avoir ainsi obtenu de bons résultats et en publie trois cas.

En 1911, M. Fresnel défend un nouveau traitement ambulatoire suivant la méthode du Dr Bruandet (la compression est due à une bande formée de tissus en ressorts mécaniques) (1). Il cite une douzaine d'observations dont deux VII et VIII ne sont pas favorables, la guérison n'a pas eu lieu. Cependant, pour lui, huit fois sur dix la guérison s'obtient d'une façon satisfaisante. Il n'a pas de récidive, mais ajoute : « A ce point de vue toutefois il s'est écoulé trop peu de temps encore depuis la guérison des derniers malades pour que nous puissions émettre une affirmation précise. »

M. Manclaire, parlant de cette méthode, nous dit : (XXIII° Congrès chir.) Les observations publiées ne sont pas convaincantes au point de vue immédiats et éloignés.

Très pratiquée à l'hôpital du Hâvre, sous forme de bottes constituées par l'enroulement de bandes imprégnées de colle d'Unna légèrement modifiées et aseptisées, changées tous les cinq ou six jours, la méthode ambulatoire ne semble pas avoir de ces résultats bien merveilleux, ainsi qu'en témoigne le malade de notre

(1) Voir description et technique dans la thèse de Paris de M. Fresnel, 1911, p. 31.

Observation V qui subit le traitement durant huit ans sans obtenir la guérison de son ulcère.

Si cette méthode permet aux malades de vaquer à leurs occupations, si elle prétend guérir l'ulcère par la compression qu'elle exerce, compression favorisant la circulation dans le membre et s'opposant à la dilatation variqueuse, il n'en reste pas moins vrai qu'elle est est souvent insuffisante et que le poids de la colonne sanguine continue à se faire sentir par suite de l'insuffisance valvulaire, entretenant l'ulcère. Tout au plus, par suite des soins de propreté qui accompagnent chaque changement d'appareil, par suite de l'opposition à la dilatation veineuse, on s'oppose à l'extension de la lésion. Mais bien supérieure est la compression associée au repos.

Compression. — Unie au repos répond d'une façon beaucoup plus efficace et plus rapide à cette indication primordiale, favoriser le plus possible le cours du sang veineux et éviter la stase. Elle remplit, par rapport aux veines superficielles, le rôle que jouent les aponévroses pour les veines profondes. Etablit d'une façon permanente, rétablit une circulation sanguine et lymphatique qui tend à s'approcher de la normale, combat aussi les altérations nerveuses que nous savons depuis les travaux de Quénu dues à la dilatation des vasa-nervorum. Agissant sur la circulation et l'inervation, elle agit aussi sur l'ulcère, favorise la circulation par le rapprochement des bords de la plaie, refoule les liquides épanchés sur une plus grande surface dans le tissu cellulaire sous-cutané, provoquant leur résorption rapide, elle s'oppose à la prolifération exagérée des bourgeons charnus, qu'elle aplatit, les faisant gagner en étendue ce qu'ils perdent en hauteur, activant la cicatrisation.

Pour aboutir à ces résultats, l'appareil compressif doit répondre à certaines conditions, posséder certaines qualités. Il doit être suffisant, mais tolérable. Homogène, tous les points d'applications devant être influencés également. Élastique, car il faut qu'il puisse s'adapter aux besoins de la jambe dans ses différents mouvements. Trop faible, il serait insuffisant et n'empêcherait pas la stase; trop fort, il gêne la circulation, provoque l'œdème et la douleur.

La réalisation de l'appareil peut se faire de diverses façons avec des agents très variables. Le premier en date est celui que Baynton employait en Angleterre en 1797, importé chez nous par Roux en 1814; il fut méthodisé par Philippe Boyer, après des critiques nombreuses. Le procédé est trop classique, trop connu pour que nous ayons besoin de le décrire. Il consiste dans l'application de bas en haut sur la surface de l'ulcère, le dépassant de quelques centimètres, de bandelettes de diachylon, s'imbriquant d'environ un tiers, formant une sorte de cuirasse rigide et compressive qui, bien appliquée, donne d'assez bons résultat. Toutefois, ces inconvénients sont assez nombreux. Trop limitée, sa compression est souvent illusoire. La suppuration se fait jour facilement au-dessous de bandelettes. Ces dernières,

elles-mêmes, ont souvent développé des eczémas intenses.

Aussi la méthode de Baynton a-t-elle subi quelques
modifications, beaucoup ont préféré se servir du Vigo.
Vaugrante le conseille dans son traitement rationnel
(th. de Paris, 1894). Nous l'avons souvent vu appliquer
à l'Hôpital militaire de Rennes avec de bons résultats
pour les plaies contuses de la région prétibiale, de guérison interminable. Il a l'avantage de joindre à une
légère compression les propriétés antiseptiques du mercure, mais expose aussi aux phénomène d'hydrargi-
risme,les personnes extrêmement sensibles à l'action de
ce métal.

Réalisant un réel progrès sur le procédé de Baynton,
Henry Martin, du Massachussets, en 1877, emploie une
bande élastique en caoutchouc pour exercer la compression sur tout le membre depuis les malléoles jusqu'au-
dessus du genou. Son application, décrite par l'auteur
dans le *Transaction of the américan médical association*,
1877, vol. XXVIII, p. 589, se trouve résumé par plusieurs
auteurs (1). La bande est appliquée chaque matin, au
lit, avant le lever, alors que le sang ne vient pas gon-
fler les réseaux veineux, et retiré le soir. Le malade

(1) Voir thèse de Regnault, 1900, p. 18 et thèse de Bénech, Montpellier, 1908, p. 22.

essuie alors parfaitement sa jambe et place sur l'ulcère un léger pansement.

Reclus déclare ce procédé excellent, mais conseille de mettre la bande au-dessus d'une couche d'ouate hydrophile chez les variqueux porteurs d'un large ulcère.

Le procédé de Martin est donc bon, mais il a cependant bien des inconvénients, inconvénients des pansements renouvelés trop souvent. De plus, il nécessite trop de soins et d'intelligence pour la plupart des porteurs d'ulcère : il empêche l'évaporation de la sueur qui reste toute la journée en contact avec la peau et l'irrite.

A côté de ce pansement de Martin, nous placerons le traitement des ulcères par la métallothérapie. Untervood applique sur l'ulcère une mince lame de plomb, maintenue par un pansement légèrement compressif. Asconet (1) préfère une plaque de zinc qu'il fixe avec une bande de caoutchouc placée comme la bande de Martin. Il signale quelques cas de guérisons, qu'il attribue partiellement à la compression, partiellement à des produits de combinaison résultant de l'action des substances exudées sur le métal : donc les propriétés caustiques seraient utiles à la cicatrisation de l'ulcère. Les avantages et les inconvénients de ces procédés se rapprochent beaucoup de ceux de la bande Martin.

Vaugrante signale quelques bons résultats obtenus

---

(1) Asconet, thèse de Bordeaux, 1895, n° 55.

avec la compression par les éponges recommandée par
le docteur Kirsch, de Breslau, mais la méthode n'est pas
employée.

Beaucoup plus fréquente est la compression par les
bandes de flanelles, les bandes Velpeau, mais elles ne
sont pas suffisamment résistantes. Aussi la majorité des
praticiens ont-ils recours aux bas élastiques, mauvais
trop serrés au début, se relâchant et devenant insuffisant
à la suite d'un usage plus ou moins prolongé, suivant
leur qualité, mais ayant le mérite d'avoir vogue et popu-
larité.

Bien plus solide sont les bas lacés en fil assez fort ou
en peau de chien, remontant depuis la moitié du pied
jusqu'au-dessus du genou, ayant l'avantage de permettre le réglage de la compression, suivant l'intensité de
l'œdème; de la rendre plus homogène, car on est obligé
d'entrelacer entre le bas et la peau une couche de coton
qui a l'avantage de combler les vides.

Schwartz recommande le bas lacé élastique intermédiaire entre les deux modèles précédents.

En somme la compression bien appliquée jointe au
repos et au nettoyage de la plaie est le procédé le plus
commode dans la majortié des cas, et on a vu de nombreux succès suivre l'application de ce principe. Si elle
est utile pour la guérison, ses effets sont plus importants
encore comme traitement consécutif et préventif, car,
en améliorant la circulation, elle retarde la formation
de l'ulcère et sa récidive.

Certains auteurs prétendent arriver aux mêmes résultats par le massage.

Le massage a pris une si grande importance dans la pratique chirurgicale qu'il n'est pas étonnant qu'on ait songé à l'appliquer aux ulcères. Préconisé plutôt pour les varices, certains auteurs, surtout en Angleterre, en ont obtenu d'assez bons résultats dès 1871. Introduit en France en 1877 par Endiger qui masse la jambe et l'ulcère, ce dernier à travers une compresse de toile. Au bout de quelques séances, les douleurs disparaissent, puis la sensibilité au pourtour de l'ulcère revient à son état normal. A partir de ce moment, la cicatrisation marche avec une grande rapidité. De ses observations, Erdenger conclut :

Le massage est le traitement rationnel des ulcères variqueux;

Il supprime rapidement la douleur et le trouble de la sensibilité cutanée autour de l'ulcère;

Il est le meilleur modificateur de la peau avoisinant l'ulcère.

Günther (de Montreux) l'associe à la désinfection pour ramollir les bords de la plaie.

Régnier, dans sa thèse de Paris, 1899-1900, le défend également.

S'il a l'avantage d'activer la circulation et la nutrition locale, d'empêcher les engorgements, il doit être pratiqué avec douceur, car il pourrait donner lieu à des accidents.

De même que la compression, il paraît très désigné comme consécutif et préventif; mobilisant la cicatrice, assouplissant les tissus, il leur permet de mieux résister aux tiraillements provoqués par les mouvements de la jambe, tiraillements qui rompent au bout de peu de temps une cicatrice formée sur des parties immobiles.

Après ce court exposé, il apparaît que tous ces agents mécaniques jouent un rôle important dans le traitement non sanglant des ulcères variqueux. Il n'en est pas de même des agents physiques qui n'ont donné lieu qu'à des expériences isolées sans généralisation.

La chaleur ferait peut-être exception. Les bons effets de la chaleur appliqués au traitement des ulcères et plaies atoniques ont frappé un certain nombre de praticiens. Le Fort, remarquant que les plaies arrivent plus facilement à se cicatriser sous certaines latitudes, avait pensé que la chaleur rayonnante pourrait activer l'évolution des ulcères et favoriser leur épidermisation; pour obtenir ce résultat, il se servait d'un réchaud à main qu'il promenait à quelques distances de l'ulcère.

Plus tard, Colleville préconise dans la *Semaine médicale* de 1897 un traitement spécial de l'ulcère variqueux qu'il soumet à l'action combinée de la chaleur, de la lumière et de la ventilation. Après une disposition spéciale du malade, il emploie la flamme bleue d'un bec Bunsen, chaque séance dure de vingt minutes à une heure. Il dit avoir obtenu la cicatrisation d'ulcères en un nombre de séances variant de cinq à vingt-cinq.

MM. Marquis et Sepore (th. de Paris, 1910) ont recours à la chaleur, à l'air chaud; nous avons quelquefois employé ce dernier pour les plaies atoniques, en promenant à un ou deux centimètres de la plaie une large pointe de thermo portée au rouge, les résultats ne sont pas très probants.

A côté de ce procédé, signalons l'héliothérapie, utilisation de la chaleur et de la lumière solaire qui, pour certains, auraient donné quelques résultats, à en juger par ce que nous avons observé de cette action sur certains eczémas du membre inférieur, les effets ne doivent pas en être excellents.

Les pansements humides chauds, les lotions chaudes de Reclus, fréquemment renouvelés n'agissent que par la chaleur.

Dans la *Gazette médicale de Marseille*, 1907, M. le docteur Binas applique la méthode de Bier au traitement des ulcères; il obtient de bons résultats, surtout dans les plaies phagédémiques. M. A. Fresnel (1) l'a vu employé à l'hôpital de Reims avec quelques succès. Mais M. Mauclaire, qui l'a aussi employé, n'a eu que des déboires. ulcères.

L'électricité, la radiothérapie. — Si employées de nos jours ne sont pas restées en retard pour le traitement des ulcères.

---

(1) Fresnel, thèse de Paris, 1911, n° 157.

L'électricité utilisée pour la première fois, par Cussel, en 1847, fait de la part de Spencer, 1848, l'objet d'une publication de résultats remarquables. Elle fait aussi l'objet de la thèse d'Arnold, en 1899, qui conclut : l'électricité peut avoir une action curative sur les ulcères; la cicatrisation parait proportionnelle au passage du courant, et résulte moins de son action électrolytique que de son action sur la circulation et la nutrition générale.

Doumer, de Lille, Mauquant l'ont aussi employée, mais les résultats n'ont pas été marquants.

La radiothérapie, plus nouvellement venue, fait l'objet de la thèse de Bilot, en 1904. Il rapporte un cas d'ulcère variqueux ainsi traité avec bon résultat. Le radium en application sèche a été employé avec succès par Wickham et Degrais, sur un ulcère très douloureux.

Octave Claude et Lévi Franckel communiquent à la Société de dermatologie et syphilographie du 21 avril 1911, les résultats obtenus avec les boues radio-actives actinifères. Sur 13 ulcères rebelles, 5 succès complets, 5 améliorations, 5 échecs.

Albert Kabin, en 1912, dans sa thèse de Paris, publie les résultats obtenus avec boues radio-actives actinifères et poudres radifères. Sur 18 observations d'ulcères variqueux; on relève 13 guérisons complètes, 4 améliorations dont une très légère, un échec. La durée habituelle du traitement est de dix jours à deux mois. En moyenne, un mois à cinq semaines; mais, dans plu-

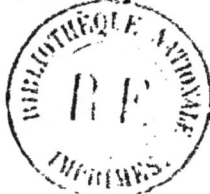

sieurs cas, quatorze à seize, il a fallu compléter les boues par pansement alcoolisé, Vigo Zuo.

Cependant nul ne songe encore à imposer à leurs malades une cure de boues pour le traitement de leurs ulcères; et d'autres faits sont nécessaires pour confirmer l'efficacité de la méthode dont l'emploi produit facilement des ulcérations tenaces et ne se trouve pas à la portée de toutes les bourses. Aussi, lui préférera-t-on les topiques médicamenteux, peu chers et d'application plus facile.

C) *Agents chimiques médicamenteux*

Nous n'avons pas la prétention de passer en revue tous les produits employés. Les substances chimiques les plus variées ont été conseillées dans le traitement de l'ulcère de jambe; elles doivent répondre, autant que possible à trois conditions : *a)* détersion et protection de la plaie; *b)* bourgeonnement; *c)* épidermisation. Les classes suivant ces conditions nous semblent trop compliquées; les diviser en topiques calmants, irritants et antiseptiques. Il n'y faut pas non plus songer, la même substance pouvant réunir toutes ses propriétés ou les posséder à un degré plus ou moins grand, suivant son mode d'emploi.

La classification qui nous semble la plus simple est d'envisager les divers médicaments, suivant la forme sous laquelle ils sont employés : liquides, poudres, pâtes, pommades, colles, etc...

Dans la majorité des cas, on les applique sur la plaie ou son pourtour; mais, certains auteurs, Valette, Delore, Daniel Molière, recommandent les injections irritantes péri ou endoveineuses ou péri-ulcéreuses. Megerhoff fait tous les deux ou trois jours, autour de l'ulcère, dans les mailles du plexus veineux, des injections d'ergotine; il prétend ainsi arriver à une diminution des varices et à une cicatrice plus solide. Plus récemment, Biachi et Brughi ont recours aux injections iodées; Scharff aux injections de sublimé. Mais, malgré les cas heureux qu'ils ont rapportés, M. Mauclaire dit : « Ce traitement n'est pas tentant, aussi l'abandonnons-nous pour l'application des topiques locaux.

Topiques liquides. — Excessivement nombreux, les plus anciennement prônés : nitrate d'argent, sous forme de solution à 1/200 ou 1/100, sulfate de cuivre, chlorure de zinc, doivent être employés avec une extrême prudence, car, étant donné leur action caustique, ils peuvent amener la formation d'eschares qui retardent la guérison.

Le nitrate d'argent en attouchement, mode d'emploi le plus fréquent est plutôt employé sous forme de crayon (pierre infernale), qu'en solution, à cause de son application plus facile et mieux réglée.

Pour le sulfate de cuivre, au contraire, on préfère la solution au crayon (pierre divine). Il entre dans la composition de l'eau d'Alibour avec le sulfate de zinc et

l'ulcère des pansements humides à l'acide phénique à 3 ou 5 %.

Cypriani, dans la *Presse Médicale*, septembre 1899, conseille les pansements avec des compresses imbibées d'une solution de formol de 2 à 4 %.

Le Dentu préfère les pansements au chlorure de chaux à 1/50.

Ricard (thèse de Paris, 1896), et Vaissier (thèse de Paris, 1897), signalent plusieurs cas d'amélioration des ulcères variqueux, traités par l'eau de Labarraque.

Duplay (1), prescrit d'abord le repos, puis le nettoyage de la plaie avec des pansements humides légèrement antiseptiques, sublimé, acide phénique, eau boriquée, suivant l'infection. Si l'ulcère est compliqué d'eczéma, il choisit des décoctions émollientes : guimauve, sureau, renouvelées trois ou quatre fois par jour. La plaie désinfectée, il faut supprimer les antiseptiques qui exercent sur l'ulcère une action irritante pouvant retarder la cicatrisation; il faut alors abandonner l'antisepsie pour l'asepsie. Mais si la plaie reste à l'état atonique pour la faire bourgeonner, Duplay utilise la liqueur de Labarraque, l'eau chlorurée, solution saturée de chlorure de chaux employée, soit pure, soit étendue d'eau au 1/3 ou par moitié.

Dans les formes chroniques à bourgeons charnus,

_____

(1) *Ulcères variqueux*, *Progrès méd.*, 1900, p. 401.

mollasses et exubérants, pour les modifier ou même les détruire, il emploie un caustique léger, le nitrate d'argent. Au moment où la granulation suit régulièrement son cours, le pansement de Buynton, renouvelé tous les huit jours.

Le vin et le vinaigre aromatique ne doivent pas être oubliés, bien que faisant partie de l'ancienne pharmacopée, aujourd'hui tombée en désuétude. Ils furent employés à l'hôpital Saint-Antoine, en 1884 (1). Thiéry les emploie quelquefois avec succès, quand l'ulcère est atone.

La solution aqueuse d'acide picrique à 1 ou 10 o/oo donne aussi des résultats; elle a été longtemps employée dans les services de l'hôpital de Rennes; mais elle a l'inconvénient de colorer fortement les tissus et de pouvoir présenter des phénomènes d'intoxication, si on l'applique sur une trop large surface dénudée.

Les pansements huileux ont aussi eu leur vogue et l'époque où ils étaient en honneur n'est pas si éloignée. Dans la thèse de Vaugrante, nous relevons les remarques faites à leur sujet par le docteur Van Arstade (2). L'huile d'olive phéniquée présenterait les inconvénients des pansements phéniqués. Associée au baume du Pérou, elle est trop liquide, rancit trop vite et s'op-

---

(1) Service de M. Delens.
(2) Académie de médecine de New-York, 12 juin 1891.

pose à l'absorption par les pièces de pansement des produits de sécrétion de la plaie. Pour Van Andale, l'huile de ricin conviendrait très bien, ne présentant aucun des inconvénients de l'huile d'olive, favorisant l'épidermisation de la surface bourgeonnante, maintenant la plaie sèche, prévenant le développement des microbes ainsi que la production des ptomaïnes.

Eichler, de San Francisco, recommande également le baume du Pérou, à cause de son action antiseptique, son odeur agréable et la propriété qu'il a de développer les bourgeons charnus. Le docteur Bodin l'emploie dans certains cas.

Nous avons nous-mêmes employé, avec quelque succès, l'huile de lin stérilisée. L'emploi des cataplasmes de graine de lin n'a d'autre but que de joindre à la chaleur l'action de l'huile qu'il contient.

Certains, pour les petits ulcères, utilisent le badigeonnage au coaltar, surtout lorsqu'il s'accompagnent d'eczéma.

Guillaumet a utilisé le sulfure de carbone en badigeonnage à la surface de la plaie au moyen d'un pinceau imbibé de ce liquide.

D'un emploi plus rare est l'iodate et le chlorate de potasse, l'eau antiputride de Beaufort, l'hypochlorite de soude en solution, le chloroforme pur ou dilué.

Hanteloup a recours à l'eau chlorurée.

Monod, Reclus, détergent la plaie avec des compresses d'eau ordinaire bien chaude.

M. le professeur Bodin a toujours recours au début,
pour nettoyer l'ulcère, à ces pansements humides
tièdes. Mais ils ne suffisent pas à amener la guérison,
il faut bientôt les remplacer, soit par l'usage d'un des
topiques précédents, soit par des topiques en poudre
ou des pommades.

Topiques en poudre. — Parmi les plus employés, il
faut signaler l'iodoforme; il est antiseptique, désinfec-
tant et kératinisateur; il a l'inconvénient d'avoir une
odeur désagréable et persistante et de provoquer une
irritation de la peau environnant l'ulcère, lorsque son
emploi est prolongé. Cypriani, après lavage, dessèche-
ment de l'ulcère, le saupoudre d'iodoforme.

Aujourd'hui, on tend à remplacer l'iodoforme par le
diodoforme qui présente les mêmes avantages, et n'en
a pas les inconvénients.

Schmidt, de Francfort-sur-le-Mein, a obtenu de bons
résultats dans le traitement des brûlures et ulcères de
jambe avec le thioforme ou dithiosalicylate de bis-
muth, congénère du dermathol.

Ce dernier, de même que l'aristol, le salol, le sous-
nitrate de bistmuth, la poudre de Lucas Championnière a été souvent employée avec succès.

Le nitrate d'argent en poudre a quelquefois été utilisé
comme caustique.

L'alun, le tannin, comme astringents.

L'iodate de soude finement pulvérisé, mélangé de

8

deux ou quatre parties d'acide borique donnerait pour Liebreich (Berlin), les meilleurs résultats.

Le sous-carbonate de fer, sel métallique encore employé, a fait le sujet des thèses de Zartarion (Paris, 1881), et de Maison (Paris, 1882) que nous n'avons, malheureusement pû nous procurer à la bibliothèque de Rennes pour en apprécier les résultats. Toutefois, il est couramment employé avec succès dans le service de dermatologie de l'Hôtel-Dieu de Rennes, associé à la pâte simple.

Pâte, pommades, vernis, emplâtres, colle, etc... — Mélange de produits variés dans des proportions toutes différentes suivant les auteurs, ils forment une longue série de topiques. Nous nous bornerons à rappeler les plus connus, les plus couramment employés. Nous signalons, tout d'abord, la pâte de Sussur ou pâte simple, dont nous avons pû constater les excellents effets durant toute une année passée en dermatologie, d'une application facile, non excitante, calmante; elle ramollit le pourtour de l'ulcère, facilite le bourgeonnement de la plaie. Sa formule est :

$$\left.\begin{array}{l}\text{Oxyde de zinc}\dots\dots\dots\dots \\ \text{Amidon }\dots\dots\dots\dots\dots \\ \text{Vaseline }\dots\dots\dots\dots\dots \\ \text{Lanoline }\dots\dots\dots\dots\dots\end{array}\right\} \text{ää 10 gr.}$$

Si l'infection est trop intense, on peut y ajouter, dans la proportion de 1 à 2 %, calomel ou bioxyde jaune de mercure.

Le British Médical journal (1), vante le pansement au zinc gélatiné, donnant une pâte formant une sorte de glu blanche que l'on chauffe au bain-marie. On On l'applique avec un pinceau sur la surface de l'ulcère, saupoudré préalablement d'acide borique ou de naphtaline. Elle répond à la formule suivante :

$$\left\{ \begin{array}{l} \text{Oxyde blanc de zinc....} \\ \text{Gélatine ....} \end{array} \right\} \text{àà 5 parties.}$$

Eau distillée .... 10 —

Glycérine .... 8 —

Schmidt et Makins, après lavage de la jambe utilisent une pâte analogue :

$$\left\{ \begin{array}{l} \text{Oxyde de zinc...........} \\ \text{Gélatine pure ....} \end{array} \right\} \text{àà 10 gr.}$$

$$\left\{ \begin{array}{l} \text{Glycérine ....} \\ \text{Eau distillée ....} \end{array} \right\} \text{àà 40 gr.}$$

D'autres auteurs préfèrent les pommades. Pommade, au platine, à l'oxyde de zinc, au calomel, au bioxyde jaune de mercure, au salicylate de Hg.

Le docteur Svertchkow (Russie), était partisan, après nettoyage à H^2O^2 à 2 %, la détersion au phénol camphré, d'appliquer une pommade au dermatol.

---

(1) Extrait thèse de Bénech, Montpellier, 1908, p. 40.

$$\left\{\begin{array}{l}\text{Dermatol} \dots\dots\dots\dots\dots\dots \\ \text{Vaseline} \dots\dots\dots\dots\dots\dots\end{array}\right\} \ \text{ãã}$$

Laal a proposé une pommade au chloroborite de soude.

Lucas Championnière, une pommade où entre de l'onguent napolitain et de la pommade camphrée.

M. le professeur Gaucher conseille, après lavage de la plaie, avec eau et alcool camphré ãã, badigeonnage à la teinture d'aloès 1/5, d'appliquer la pommade :

Emplâtre simple litharge..... 100 gr.

Sanoline .... 70 gr.

Vaseline .... 30 gr.

Dernièrement, en Allemagne, Smeiden, Strauss, utilisent la pommade avec le rouge R dont les propriétés d'épidermisation seraient très grandes.

Quelques auteurs préfèrent les colles et vernis; c'est ainsi que dans la thèse d'Aubouin (Paris, 1897, n° 140), nous trouvons décrit le traitement des ulcères variqueux par la méthode de Unna. Il consiste, après dégraissage de la région au moyen d'une solution de potasse étendue, saupoudrage de l'ulcère à l'iodoforme, application d'une pommade à oxyde de zinc s'il y a eczéma, à recouvrir toute la surface malade de la colle de Unna renfermant gélatine, glycérine et oxyde de zinc. On maintient ensuite le tout au moyen de bandes en tarlatane amidonnée. Ce pansement, d'après l'auteur, aurait l'avantage d'être facile, peu cher, aseptique, kératinisateur, compressif et protecteur.

Lafont Gielety (*Presse médicale*, sept. 1895), adopte un pansement d'ouate hydrophile imbibé d'une solution chaude de gélatine à 10 %.

M. Bonnes, de Bordeaux, 1911, a de bons résultats par des applications locales de gélatine, glycérine et oxyde de zinc.

Mais beaucoup préfèrent encore les emplâtres au diachylon, Vigo-Vidal, oxyde de zinc.

On comprend qu'en présence d'un nombre aussi considérable de traitement non sanglant des ulcères, ayant tous des succès à leur actif, que le praticien reste perplexe et soit souvent embarrassé. Il est, toutefois à notre avis, un traitement simple et excellent donnant, presque toujours, de bons résultats : c'est celui que nous n'avons cessé de voir appliquer durant notre année d'externat dans le service de dermatologie de de l'Hôtel-Dieu, de Rennes. Exposé avec netteté et clarté par son auteur, M. le professeur Bodin, dans la clinique de Paris, 1910, nous nous contenterons de le reproduire, dans son intégrité à peu près complète. Il ne lui est pas personnel; il emprunte simplement à nombre des traitements précédents, ce qu'ils peuvent avoir de bon.

III. — Traitement de M. le professeur Bodin

Dans la thérapeutique de l'ulcère, il importe de fixer deux points d'intérêt majeur :

1° Éviter les fautes et l'emploi de topiques trop irritants;

2° Obtenir le repos absolu en plaçant le membre malade dans une position convenable.

Quand l'infection microbienne n'est pas négligeable, on désinfecte au moyen de procédés n'ayant pas les inconvénients des applications antiseptiques fortes qui provoquent des dermités artificielles d'origine médicamenteuse qui ont parfois les plus fâcheuses conséquences. « L'action des substances microbicides se fait sentir, aussi bien sur les éléments cellulaires de l'organisme que sur les microbes; elle entrave la réparation et la défense des cellules, armes puissantes dans la lutte de la peau contre les germes venus du dehors.

Aussi important est le principe du repos absolu au lit, qui passe avant topiques et pansements, repos dans la position convenable, jambe malade étendue et légèrement surélevée.

Il faut être intransigeant sur cette prescription, si l'on veut obtenir de bons résultats, la faire figurer sur l'ordonnance, en première ligne, pour la mettre en relief.

« Ce point fixé, le principal est fait, peut-on dire; il est hors de doute, en effet, qu'un ulcère guérit plus vite avec des topiques quelconques, non irritants, chez un malade observant le repos, qu'avec des pansements excellents chez une personne qui continue à marcher,

Le pansement variera suivant deux cas :

1° Les lésions sont très infectées, croûteuses, suppurant abondamment.

2° Les lésions ne présentent pas d'infection microbienne particulièrement marquée.

Un traitement préliminaire est indispensable pour nettoyer les lésions; on le fera par applications humides, ou lotions qui agiront mécaniquement et pour lesquelles on évitera les solutions actives. Eau bouillie, sérum physiologique, décoction de têtes de camomille, conviennent particulièrement. Les pansements seront renouvelés matin et soir.

Quelquefois, sur les lésions très infectées, tardant à se nettoyer, on fait, après les lotions, un attouchement avec une solution cuivrique analogue à l'eau d'Alibour.

Sulfate de cuivre .... 2 gr.
Sulfate de zinc .... 3 gr.
Eau saturée de camphre et filtrée 500 gr.

Bien faits et appliqués avec discernement, ces pansements humides sont très bons, mais ils doivent rapidement céder le pas à d'autres pansements, car ils ont l'inconvénient de macérer les téguments et souvent de favoriser l'extension des lésions microbiennes. Après deux ou trois jours, lorsque l'ulcère infecté est nettoyé ou au début, si l'infection est minime, on passe au traitement proprement dit de l'ulcère. Plaie et zone périphérique doivent être traitées en même temps, mais d'une manière différente.

Sur toute la zone de dermité entourant l'ulcère, on recommande d'appliquer une couche de pâte dont la formule variera suivant les cas.

Si la lésion est très enflammée et à type suintant, on utilise pâte molle ZnO, 30 gr.; comme glycérine neutre si la peau est moins irritée, peu suintante, pâte d'amidon, 70 gr.; plus dure, telle que la pâte de Lassar.

S'il y a infection microbienne intense, on lui ajoute calomel ou bioxyde jaune 1 à 2 %.

M. Bodin dit : « Ce sont certainement ces pâtes qui m'ont donné les résultats les meilleurs et les plus constants; il se peut cependant qu'elles n'aient qu'une médiocre efficacité quand les lésions avoisinant l'ulcère revêtent le type de la dermité eczématique suintante et prurigineuse. » Il prescrit alors les applications de coaltar, selon la méthode de M. L. Brocq, dans le traitemen des eczémas.

Le coaltar employé lavé pour le débarrasser de l'excès d'alcalis est étendu en couches minces au pinceau, sur toute la peau malade; dans certains cas, sur l'ulcère lui-même, lorsqu'il est peu étendu, de niveau en bonne voie de guérison. L'application est renouvelée tous les quatre ou cinq jours, si possible, chaque jour on badigeonne les points où le coaltar n'a pas tenu et on recouvre le membre d'une tarlatane en deux ou trois doubles. A ce sujet, M. Bodin signale plusieurs succès, mais ce pansement est exceptionnel.

C'est d'une autre manière qu'on traite l'ulcère lui-même. On emploie des topiques pulvérulents convenant le mieux au début, quand la plaie est atone, profonde, suintante. En première ligne se place le sous-carbonate de fer, mélangé d'abord au talc, dans la proportion de 25 à 50 %, puis pur, si le malade le supporte bien. Si cette poudre est mal tolérée, si son effet s'épuise, on la remplace par aristol ou dermatol, en dernier lieu, par iodoforme ou diiodoforme, le changement de topiques est, en pareil cas, une excellente méthode.

Le membre malade pansé comme ci-dessus est enveloppé d'une tarlatane aseptique en deux ou trois doubles, maintenue avec une bande. Le pansement est renouvelé journellement; cependant, comme on a intérêt à réduire le nombre des pansements, ceux-ci seront réglés par le suintement plus ou moins prononcé de l'ulcération.

Ainsi traité, on ne tarde généralement pas à voir le fond de l'ulcère se déterger et bourgeonner; il se forme alors, sur ses bords, un petit liseré lisse et rosé d'épidermisation, qui est un bon indice de cicatrisation, qui peut se faire complètement, sous l'influence de ce traitement; mais qui, le plus souvent, après une phase d'amélioration plus ou moins rapide s'arrête. Dans ce cas, on recourt au pansement par les emplâtres, très bon, quand il est bien appliqué, sur une lésion peu suintante.

Les emplâtres de diachylon, à l'oxyde de zinc, ou parfois emplâtre rouge de Vigo, sont les meilleurs: les emplâtres doivent être souples et adhésifs; ce qu'on

obtient avec les emplâtres à lanoline caoutchoutée. Leur
application se fait suivant le procédé de Baynton. Les
bandelettes sont changées toutes les vingt-quatre heu-
res; on en profite pour nettoyer la plaie avec les solutions habituelles.

A ce traitement de l'ulcère s'ajoute un topique de
premier ordre, c'est le nitrate d'argent en crayon; utile
aussi bien pour aider au nettoyage d'ulcères dont le
fond reste grisâtre, et ne se déterge pas franchement,
que pour réprimer les bourgeons charnus exubérants.
Ces cautérisations doivent être faites à propos, ne doivent pas occuper toute la surface de l'ulcère et en res-
pecter le liseré périphérique d'épidermisation.

Avec M. le professeur Bodin, nous disons : « C'est
un traitement purement médical, n'ayant rien de bril-
lant, qui est souvent fort long; mais ses résultats sont
très bons quand on veut bien se donner la peine de l'appliquer correctement.

Il nous reste, après l'analyse de si nombreuses méthodes, à en exercer la critique, ce que nous avons déjà
fait pour chacune d'elle; mais nous voulons, dans une
brève revue d'ensemble, voir les avantages et inconvénients des deux traitements, sanglant et non sanglant.

L'ulcère s'observant surtout dans la classe pauvre,
chez des ouvriers manœuvres, terrassiers, jardiniers...,
qui ont besoin de gagner journellement leur vie, on
adresse au traitement médical deux gros reproches :

1° Le repos prolongé empêchant le malade de vaquer
à ses occupations;

a° Les récidives fréquentes.

Si le repos doit être considéré, sauf quelques exceptions (traitements ambulatoires), comme la base du traitement médical, il est aussi employé pour les interventions chirurgicales. Le temps passé par l'opéré dans la salle de chirurgie diffère bien peu de celui nécessité par la guérison de l'ulcère dans les services de médecine de dermatologie. En effet, bien souvent avant d'intervenir, le chirurgien pratique, durant un certain temps, la désinfection de la plaie du membre à opérer. L'opération faite, le malade ne se lève guère avant vingt à trente jours; en sorte que le séjour hospitalier de l'opéré finit par devenir appréciable.

De même, si la récidive est fréquente après le traitement médical et le fait est incontestable; elle est aussi fréquente avec le traitement chirurgical. Les quelques résultats que nous avons recueillis nous donnent une moyenne générale d'environ 50 %, loin d'être excellente. Si cette récidive est parfois éloignée, les quelques années de tranquilité obtenue, le sont au prix de bien des risques; nous avons vu que les complications des interventions sanglantes étaient fréquentes, si la mortalité n'est pas très élevée, 5 %, elle suffit à faire hésiter bien des ulcéreux qui sont plutôt des infirmes que des malades, venant ajouter à la répugnance naturelle qu'il éprouve pour toutes interventions sanglantes.

De plus, dans bien des cas, intervenir chirurgicalement, c'est courir à un échec outre les complications.

M. Rémy, parlant des ulcères des communicantes nous dit : « Quoique petit, d'apparence insignifiante, cet ulcère a une très grande gravité; il n'est pas possible de l'améliorer par une opération, car ces communicantes sont souvent multiples, courtes et impossibles à disséquer.

Cet ulcère est le signe de l'envahissement très avancé de tous les vaisseaux veineux du membre, par la phlébectasie. De même pour l'ulcère annulaire résultante habituelle de la fusion de plusieurs ulcères qui indique qu'il n'existe plus une seule veine saine dans l'épaisseur du membre », et nous ajouterons, dans ce dernier cas, la seule intervention possible est l'amputation du membre.

Mais, il est cependant un certain nombre d'ulcères étendus pour lesquels l'intervention chirurgicale est nécessaire; il nous semble que le procédé le plus simple, celui qui comporte le moins de risques, est la greffe ou l'autoplasie, greffes de Reverdin, greffes d'Ollier-Thiersch qui suffisent fréquemment pour amener la guérison. A quoi bon faire courir aux malades, les risques d'une opération plus compliquée, par le fait plus dangereuse dont on ne peut garantir le succès.

D'ailleurs, étant donné les nombreuses théories pathogéniques actuelles, il nous est difficile de savoir à quele cause attribuer l'ulcère; est-il veineux, est-il nerveux, coïncide-t-il avec un mauvais état général? Autant de questions que doit se poser le chirurgien et qu'il n'est pas certain de résoudre. D'autre part, faire

la section et l'ablation veineuse, la section nerveuse,
n'est-ce pas exposer des régions déjà malades, mal
nourries à des troubles trophiques plus considérables
encore. Ne doit-on pas hésiter à intervenir chez certains
diathésiques à cœur et à rein mauvais; ne doit-on pas
hésiter en présence de vieillards, de personnes âgées
qui risquent de succomber dans les années suivant l'intervention et qui, par conséquent, n'auront pas le temps
de profiter de l'amélioration qu'on veut leur procurer?
Viannay ne rapporte-t-il pas chez ces mêmes personnes
âgées, treize cas de mort, dans les années qui ont suivi
l'opération ?

En présence de tous ces faits, sans vouloir condam-
ner les interventions sanglantes dont nous avons su, en
temps utile, reconnaître les avantages, nous n'hésitons
pas à nous prononcer en faveur des vieilles méthodes
non sanglantes, méthodes bien démodées, mais qui,
bien comprises et bien appliquées, n'en conservent pas
moins toute leur valeur et, parmi celles ci, celle que
nous avons exposé dans le chapitre précédent, nous
paraît la plus rationnelle, d'application facile, non douloureuse, peu coûteuse, à la portée pécuniaire et intel-
lectuelle du malade. Ses résultats sont souvent excellents. Si dans les ulcères étendus, on est obligé d'avoir
recours aux greffes, aux saphénectomies pour compléter son action, elle amène la guérison de presque tous
les ulcères moyens. Elle ne met certes pas à l'abri des
récidives, mais elles peuvent être éloignées si le malade
a la volonté et le courage de s'astreindre à une bonne

hygiène, au port de bandages, de bas élastiques qui, tout en favorisant la circulation, protègent le fragile tissu de cicatrice nouvellement formé, lui permettant d'acquérir une résistance plus grande. Il faut éviter les fatigues, les longues marches, les chocs, les traumas, les lésions de grattage; ce n'est pas toujours facile pour le miséreux; mais nous en avons vu quelques-uns plus ingénieux que les autres protéger leur jambe malade avec des vieux cuirs, un morceau d'écorce, et retarder ainsi le retour de leur ulcère.

Si les quelques observations que nous allons publier à la suite de ce chapitre ne sont pas très concluantes, c'est qu'elles ont été prises chez des miséreux, des indigents refusant de s'astreindre, après fermeture de leurs ulcères, aux règles du traitement préventif et négligeant les soins de la plus élémentaire hygiène.

OBSERVATIONS

OBSERVATION I (Personnelle).

Saphénectomie totale, résultat mauvais;
guérison non complète.

Cub... (Eugène), 52 ans, manœuvre, célibataire. Ne présente aucun antécédent héréditaire. Père mort à 47 ans de maladie inconnue; mère morte à 63 ans de paralysie, frères et sœurs bien portants.

Comme antécédents personnels n'a jamais été malade jusqu'à il y a un an où il eut une sciatique à la jambe gauche. Présente depuis environ trente ans, de nombreuses varices visibles aux deux jambes.

L'histoire de la maladie se résume comme suit : Sans cause connue du malade, en 1893, pendant l'hiver, apparaît un furoncle au niveau du cou-de-pied droit, partie antérieure. Le malade fut soigné par un pharmacien avec des pansements humides durant quinze jours. Il se forma une plaie qui, au lieu de guérir, augmentait lentement. Le malade fut alors obligé de suspendre son travail et entra à l'Hôtel-Dieu de Rennes dans la salle Saint-François, lit n° 37, service de M. le Professeur Le Moniet. On l'y soigna avec des pansements humides, puis solution d'acide picrique; il y reste trois mois environ et sort guéri.

Le malade vaque à ses occupations habituelles, durant trois ans. La plaie se reforma alors, au même point que la première fois (partie antérieure du cou-de-pied). Le malade se fit soigner au dispensaire de l'Hôtel-Dieu de Rennes pendant environ trois nouveaux mois, se guérit, reprend son travail.

En 1909, la plaie s'étant reformée, le malade revient à l'Hôtel-Dieu, salle Saint-Yves, où il fut soigné, durant trois ou quatre mois, par H_2O^2, teinture d'iode; il sortit guéri.

De nouveau, le malade reprit le travail; à nouveau la plaie se reforme au même endroit, atteignant la largeur d'une paume de main; il rentre alors salle Saint-Gabriel, service de M. le docteur Bodin, le 14 mars 1912, où il est d'abord soigné par pansements humides pour nettoyer la plaie, puis pâte simple, sous-carbonate de fer. Pendant ce traitement, le malade eut, vers la fin d'octobre 1912, une phlébite à la jambe droite qui le retient au lit, la jambe dans un appareil, pendant quarante-deux jours. Durant la phlébite apparaissent deux abcès, l'un à la partie supéro-interne de la cuisse (1/3 supérieur); l'autre, moins important, au niveau du mollet; ils guérissent après incision et drainage.

Le 10 janvier 1913, le malade rentre salle Saint-François pour se faire opérer. Il ne présente aucun symptôme fonctionnels, ni douleurs, ni impotence.

Comme signes physiques, on remarque à l'inspection, à la partie inféro-interne de la jambe, presque au niveau du cou-de-pied, une plaie triangulaire de l'étendue d'une pièce de cinq francs environ; les bords sont surélevés, un peu violacés. Le fond de la plaie est garni de bourgeons charnus, rouges et suppurants. La jambe est presque entièrement de coloration violacée ou noirâtre, sauf à la partie postéro-externe. Cette coloration s'arrête en haut à 15 centimètres environ de la pointe de la rotule et en bas du cou-de-pied. Enfin, on remarque, en avant de la rotule, à la partie externe de la jambe, au niveau de la saphène interne, et en arrière des dilatations variqueuses très marquées. A la partie inféro-interne de la cuisse, de fins pinceaux variqueux violacés.

L'examen des divers appareils ne révèle rien de particulier, le pouls est bon, régulier; le cœur normal, ainsi que les poumons. Les urines, claires, jaunes, limpides, ne contiennent ni sucre, ni albumine.

Le lundi, 13 janvier, le malade est opéré par M. le docteur Hardouin qui lui fait la saphènectomie totale: l'opération se passe bien. Les cicatrices opératoires guérissent normalement. Le lundi, 10 février, il reste encore au niveau d'un des incisions, une petite plaie qui se cicatrice lentement. L'ulcération traitée par H^2O^2 et teinture d'iode diminue.

Le 22 mai, les plaies opératoires sont entièrement guéries. L'ulcère est moins grand, son aspect meilleur, la jambe moins rouge. Le 15 juillet 1913, le malade sort, non guéri complètement, avec une plaie circulaire non saignante, 1 à 4 centimètres de diamètre, la jambe encore légèrement érythémateuse.

Depuis cette époque, le malade, devenu infirmier, n'a jamais guéri complètement; l'ulcération persiste toujours avec des périodes d'amélioration et d'aggravation, il la soigne avec H^2O^2, teinture d'iode.

Le 28 mars 1914, elle recouvre une surface circulaire de

9

un franc environ, au niveau du cou-de-pied, partie latéro-interne.

OBSERVATION II

Saphénectomie totale, compliquée d'érysipèle (Personnelle).

S... (Jean-Marie), 5o ans, manœuvre, veuf, pas d'enfants, femme morte de maladie inconnue, père mort d'hémorragie cérébrale, mère morte en couches, deux sœurs bien portantes, l'une a été opérée d'un fibrome utérin.

Comme antécédents personnels, fièvre typhoïde à 3o ans, à la suite phlébite, puis pleurésie gauche. Varices apparentes après la phlébite.

Quelques temps après, à la suite d'un traumatisme léger, le malade se fait une petite plaie sur la face latéro-externe de la jambe gauche, à dix centimètres au-dessus de la pointe de la malléole, grande d'abord comme une pièce de cinquante centimes; non soignée, elle s'agrandit rapidement; le malade entre alors à l'hôpital, service de M. le docteur Le Moiniet, salle Saint-François; il y reste trois mois. Soigné d'abord avec compresses humides, puis diachylon; sort guéri, reprend son travail.

Récidive au bout d'un an, sans causes apparentes, siège au même point, de forme ovalaire, ayant 9 centimètres de long sur 7 centimètres de large, à bords légèrement surélevés, à fond bourgeonnant et suintant. Le malade rentre à nouveau à l'Hôtel-Dieu, salle Saint-Yves, service du docteur Dayot; traitement identique (compresses humides, diachylon);

amélioration; sort deux mois après avec ulcération réduite à un centimètre de diamètre; travaille à nouveau, la plaie s'agrandit, le malade se soigne lui-même sans résultats appréciables; il revient alors à Saint-Yves le 10 février 1915.

A ce moment, la plaie siège toujours sur la face latéro-externe de la jambe, à 10 centimètres au-dessus de la malléole, de forme ovulaire; 9 centimètres de long dans le sens de l'axe du membre, 7 centimètres de large; les bords en sont croûteux et très peu surélevés, le fond est grisâtre, sanieux, suintant, le pourtour rouge vineux sur presque tout le tiers inférieur de la jambe; quelques pigmentations et squames. Varices apparentes aux deux membres.

Symptômes fonctionnels, gonflement des membres, surtout gauche après les fatigues, démangeaisons intenses, douleurs vives au point de provoquer des insomnies, pas de crampes, sensibilité normale. Traité à teinture d'iode on obtient une amélioration très nette.

27 mars 1914. L'examen des urines, révèle des traces d'albumine, pas de sucre, cœur bon, poumons bons, diminution légère du murmure vésiculaire à gauche. Opération saphènectomie totale réussit bien.

12 avril 1914. Plaie opératoire à peu près guérie. Ulcération a encore la grandeur d'une pièce de 1 franc. On y met toujours teinture d'iode.

20 avril. — Malade fait érisypèle chirurgical à la partie supérieure de la cicatrice opératoire. L'ulcération a encore une surface d'une pièce de cinquante centimes. La jambe est rouge vineux, légèrement squameuse, ne démange plus.

30 avril 1914. Le malade guéri de son érisypèle et de sa

plaie opératoire est mis excat. L'ulcération, est à peine
fermée.

N'a pas été revu.

OBSERVATION III

*Moreschi avec modification, Mariani Reclus, récidive trois
ans après, plusieurs fois guéri par le traitement médical
(Personnelle).*

Ch... (Louis), 57 ans, journalier, veuf. Présente quelques
antécédents héréditaires insignifiants : femme morte de maladie de cœur, présentait des palpitations; père mort à 71 ans,
d'embolie, avait varices et ulcères de jambe; mère morte
de maladie inconnue. Cinq demi-frères bien portants.

Comme antécédents personnels, aucune maladie, présente
des varices depuis une trentaine d'années, lesquelles for-
maient de gros paquets variqueux aux deux jambes, s'accompagnant d'un léger gonflement sus-malléollaire après
les fatigues, mais ne le faisant nullement souffrir; pas de
crampes, pas de fourmillements.

L'histoire de la maladie est la suivante : Il y a dix ans
environ, à la suite d'un traumatisme léger, le malade se fit
une petite plaie à la jambe gauche qui, au lieu de guérir,
évolue lentement vers un ulcère de jambe lequel, à son
maximum s'étendait en hauteur du quart inférieur de la
jambe jusqu'à l'union du tiers supérieur ou tiers moyen en
largeur sur toute la région prétibiale représentée par la demi-

circonférence antérieure de la jambe. Cet immense ulcère évolua rapidement vers la guérison par l'emploi de la teinture d'iode, en deux mois, quatre jours. Quatre jours avant la guérison complète, le malade fait une rupture variqueuse et se laisse opérer. On lui fait un Moreschi incision circulaire en jarretière, à l'union du tiers supérieur et du tiers moyen, dont il porte la marque aujourd'hui.

Après l'opération, le malade, bien remis, sort avec une belle jambe; il est tranquille pendant trois ans. Ce temps écoulé, l'ulcération réapparaît sans causes, elle s'agrandit rapidement, recouvre la surface prétibiale sur une étendue analogue à celle du première ulcère, mais cette fois le faisant beaucoup souffrir. Il rentre alors à l'Hôtel-Dieu de Rennes dans le service de dermatologie de M. le docteur Bodin, qui le soigne au début par nettoyage de la plaie avec eau bouillie tiède puis, la plaie désinfectée, pansements renouvelés tous les deux jours avec, sur ulcération, poudre de sous-carbonate de fer, associée au talc, puis pure. Sur toute la surface rouge vineuse du pourtour pâte simple. Guérison en sept semaines; le malade sort, reprend son travail. Depuis ce temps, fatiguant beaucoup, ne prenant aucune précaution, la plaie récidive tous les deux ou trois mois.

En même temps se développe sur la jambe droite d'autres ulcérations beaucoup plus petites. Cette jambe, pigmentée depuis vingt ans, présente à la partie interne du mollet, deux petits ulcères, lesquels disparaissent en quinze jours par le repos; sous-carbonate de fer en poudre, pâte simple.

Actuellement revenu à l'hôpital, le 13 janvier 1914, pour la dixième fois, le malade se trouve à nouveau dans le service du docteur Bodin.

À son entrée on constate, sur la jambe gauche, au niveau

de la jarretière, l'incision ancienne de Moreschi, sur les deux
jambes de gros paquets variqueux s'étendant à la cuisse, et
existant au niveau de la cicatrice; provoquant du gonflement des jambes et des fourmillements. Les deux jambes
sont pigmentées sur les deux tiers inférieurs et présentent
des squames imbriquées.

La jambe gauche présente une ulcération suintante d'environ 20 centimètres de hauteur sur 10 centimètres de largeur siégeant sur la région prétibiale, immédiatement au-
dessus du quart inférieur de la jambe. Ses bords sont
légèrement irréguliers, sa forme ovulaire, son fond sagneux
et grisâtre, son pourtour rouge, vineux sur la jambe droite;
on observe sur la malléole externe un petit ulcère arron-li
de 4 centimètres de diamètre, recouvrant environ la surface
d'une pièce de 5 francs. Sur les deux ulcérations, pansements humides tièdes, renouvelés tous les jours.

18 janvier 1914. Suppression des pansements humides
remplacés par sous-carbonate de fer associé au talc à 50 %
et pâte. L'ulcère ne suinte plus, a bon aspect.

30 janvier. Les ulcérations ont très bon aspect et présentent un liseré rosé de cicatrisation. Le sous-carbonate est
employé pur.

10 février. L'ulcération de la jambe gauche a diminué de
moitié, celle de la jambe droite, toujours circulaire, présente 2 centimètres de diamètre.

20 février. — La cicatrisation s'accentue.

10 mars. — Jambe gauche guérie, sur la jambe droite
l'ulcère n'a plus que 1 centimètre de diamètre. Suppression
du sous-carbonate et de la pâte remplacée par emplâtre à
oxyde de zinc.

20 mars. Le malade guéri est mis exeat.

Revu le 25 mai, le malade présente une petite ulcération malléolaire à la jambe gauche, d'une surface de 0,50 guérie en quinze jours. Jambes toujours pigmentées et squameuses. Pas de troubles sensitifs.

OBSERVATION IV

Malade ayant subi le Moreschi, avec modification Reclus-Mariani. Récidive deux ans après; guéri par méthode de M. le professeur Bodin (Personnelle).

B... (Jean), manœuvre, 49 ans, célibataire. Ne présente aucun antécédent héréditaire; père, mère, morts de maladies inconnues; trois frères et trois sœurs dont cinq sont morts de maladies inconnues; l'autre bien portant.

Comme antécédents personnels, a eu une typhoïde vers l'âge de 13 ans, ne se souvient d'aucune suite. Une blennoragie, il y a huit ans et actuellement bien guérie. Présente des varices aux deux jambes depuis l'âge de 15 à 16 ans, varices ne s'accompagnant d'aucune douleur, d'aucun gonflement à la suite de fatigues, jusqu'à il y a quelques années où le gonflement, d'abord léger et sus-malléolaire, s'accentue pour devenir parfois considérable surtout à la jambe droite, s'accompagnant de fourmillements et de démangeaisons.

L'histoire de la maladie est la suivante : Il y a dix ans, le malade se fait une légère érosion à la face antérieure de la

jambe droite, sur la crête tibiale, à l'union du tiers inférieur
ou tiers moyen; cette petite plaie, non soignée, évolue très
lentement, en trois ans, vers une ulcération peu douloureuse, recouvrant la surface d'une pièce de o fr. 10.

Devant cette évolution, le malade se décide à entrer à
l'Hôtel-Dieu de Rennes, salle Saint-François, service de M. le
docteur Le Monict où, au dire du malade, il fut traité avec
de l'acide picrique qui, en cinq semaines, amena la guérison. Le malade sort, reprend son travail.

Trois mois après, sans cause apparente, l'ulcération récidive au même point, s'étend légèrement vers la face latéro-
interne de la jambe sur une surface d'une pièce de 5 francs
circulaire, à bords irréguliers. Le malade rentre à Saint-
François. On lui fait un Moreschi, incision en jarretière
vers le quart supérieur de la jambe. Le malade reste deux
mois à l'hôpital, pendant lesquels l'ulcération est traitée
par acide picrique et permanganate de potasse; guéri, le
malade sort avec une belle jambe, bien blanche, reprend
son travail. Il est tranquille pendant deux ans, mais éprouve
une légère insensibilité de la partie externe du pied.

A ce moment, il se fait une nouvelle blessure, au même
point, laquelle évolue vers une ulcération, sur face latéro-
interne de la jambe, occupant la partie supérieure du tiers
inférieur et la partie inférieure du tiers moyen, à bords
irréguliers, à fond suintant, de surface double à la deuxième
ulcération. Le malade entre à Saint-Yves, toujours Hôtel-
Dieu de Rennes, dans le service du docteur Dayot où l'on
désinfecte la plaie avec eau oxygénée et, par la suite, on
la soigne avec teinture d'iode; elle guérit en cinq semaines.
Le malade sort à nouveau; à son dire, le jour même de sa
sortie, apparaît au point d'élection de l'ulcère, une toute

petite plaie qu'il traite lui-même avec une pommade à l'oxyde de zinc. Obligé de travailler, cette petite plaie ne guérit pas, s'agrandit. Au bout de trois semaines, le malade rentre, pour la quatrième fois, à l'Hôtel-Dieu de Rennes, mais cette fois dans le service de dermatologie de M. le professeur Bodin. On commence par nettoyer la plaie avec eau bouillie tiède et compresses humides; la plaie bien détergée, nettoyée, on la saupoudre de sous-carbonate de fer recouvrant son pourtour, ou mieux, toute la partie rouge vineuse d'une couche suffisamment épaisse de pâte simple. Le pansement au début est renouvelé tous les huit jours; après amélioration, tous les deux jours; enfin, lorsque la guérison est à peu près complète, on le remplace par un emplâtre à oxyde de zinc. La guérison s'effectue à nouveau en cinq semaines. Le malade ressort, reprend son travail durant un an sans être gêné; à ce moment, récidive. Il entre à nouveau chez le docteur Bodin où, soigné de même façon, il guérit en quelques semaines.

Depuis cette date, récidives fréquentes, à intervalles plus ou moins éloignés, parfois quatre, cinq mois voire même un an, à chaque récidive, même traitement ayant pour base le sous-carbonate de fer.

Actuellement, le malade en traitement depuis le 31 décembre 1913, présente, à son entrée, deux jambes variqueuses et pigmentées. Sur la jambe droite existe la cicatrice opératoire et un immense ulcère occupant en hauteur, aux régions prétibiale et latéro-interne, toute la moitié inférieure de la jambe s'inclinant rapidement à la partie postérieure pour n'atteindre que 4 à 5 centimètres de haut. En largeur, il recouvre les trois-quarts de la circonférence de cette moitié inférieure de la jambe.

Revu le 27 mars 1914, l'ulcère a considérablement diminué, il ne recouvre plus que quelques centimètres carrés situés en dedans de la crête tibiale, vers la partie moyenne du tiers inférieur. Cette légère ulcération, de 4 centimètres de hauteur sur 2 centimètres de largeur environ, a ses bords légèrement irréguliers, avec un liseré rosé, son fond rouge, bourgeonnant, non suintant, son pourtour sur toute la surface de l'immense ulcération de décembre est érythémateux, rouge vineux, légèrement desquamant, sans troubles sensitifs. Au repos, le malade n'éprouve aucune douleur, aucune démangeaison.

Cette rapide amélioration a encore été obtenue, grâce au même traitement : pansements humides à eau bouillie tiède, sous-carbonate de fer, pâte simple.

2 avril 1914. L'ulcération présente le même aspect que le 27. Le malade se lève; évolution vers la guérison s'arrête.

7 avril. Le malade est remis au repos complet, la pâte simple et le sous carbonate sont remplacés par baume du Pérou.

15 avril. Au baume du Pérou on substitue la liqueur de Labarraque étendue.

23 avril. Attouchement à eau d'Alibour modifiée, emplâtre à oxyde de zinc. L'ulcère recouvre environ 3 cm².

30 avril. Le malade guéri est mis exeat.

———

OBSERVATION V

Malade traité par les bottes durant huit ans, sans améliora-
tion. Greffes, récidive six mois après. Guérison en trois
mois par le traitement médical de M. le professeur Bo-
din (Personnelle).

B... (Jacques), 69 ans, veuf, boulanger.

Ne présente pas d'antécédents héréditaires. Femme morte
de typhoïde, pas d'enfant. Père, mère, morts de maladie
inconnue; un frère, quatre sœurs morte de maladies inconnues. Ses antécédents personnels sont les suivants : A eu
une blennorragie à 20 ans, elle a duré six mois. A fait son
service militaire. Fièvre en Algérie.

Présente des varices depuis l'âge de 30 ans environ, sans
gonflement ni douleur, après les fatigues, sauf depuis quelques temps la jambe gauche qui présente parfois un léger
œdème sus-malléolaire après de longues marches. Actuellement, l'inspection montre de gros paquets variqueux aux
deux membres surtout à gauche.

L'histoire de la maladie se résume comme suit : dès 30
ans, à la suite d'un traumatisme léger, le malade se fait
une petite plaie à l'union du tiers supérieur au tiers moyen,
de la jambe gauche, sur la crête tibiale. Cette plaie, mal
soignée, s'agrandit assez rapidement de plus, le malade
allant dans une eau boueuse, saumâtre, la jambe depuis
son tiers supérieur devient érythémateuse, se couvre, sur
toute sa surface, de boutons qui évoluent vers de multiples
ulcérations. Le malade entre à l'hospice d'Auray (Mor-
bihan). On l'y soigne avec des cataplasmes de graine de lin.
Au bout de six mois, très amélioré (il ne reste plus qu'une

petite plaie sur la face externe de la jambe à 20 centimètres
au-dessus de la pointe de la malléole), le malade reprend
son travail; la plaie s'agrandit rapidement pour atteindre
5 centimètres de diamètre.

Le malade entre à Lorient où l'on emploie des bandes de
diachylon, guérit en deux ou trois mois; il sort, travaille,
nouvelle ulcération ovalaire, cette fois au niveau de la malléole interne, son étendue est de 5 centimètres de long sur
5 centimètres de large, va alors au Hâvre où, d'après le malade, on lui met des bottes. Grâce à ces bottes, le malade
continue son travail, venant tous les quatre ou cinq jours
s'en faire placer une nouvelle. Le résultat ne semble pas
excellent, la plaie s'aggrave et s'améliore alternativement,
cela durant huit ans. Le malade va à Contances, on le soigne avec teinture d'iode, amélioration. De là, à Cherbourg,
où on lui fait des pansements humides, amélioration; puis,
nouvelles aggravations. Il vient alors à Rennes, avec une
plaie, grande comme une paume de main, siégeant à 15
centimètres au-dessus de la malléole externe; entre dans le
service de chirurgie du docteur Dayot. On lui fait des greffes
avec peau enlevée à la cuisse, le malade sort guéri après
quatre mois d'hôpital. Six mois après, récidive au même
point. Depuis ce temps, guérisons et rechutes nombreuses.

Il y a deux ou trois ans, le malade entre dans le service
de M. le professeur Bodin avec ulcération sur la malléole
interne, on le soigne avec poudre de sous-carbonate de fer
sur la plaie, pâte simple sur toute la surface érythémateuse
de la jambe, guérison en six semaines.

A partir de ce moment, préférant ce traitement à tous
les autres, il a fait plusieurs séjours dans le service; nous
l'y retrouvons le 24 mars 1914.

La jambe gauche, pigmentée et variqueuse sur ses deux tiers inférieurs, présente sur la malléole interne une ulcération circulaire, douloureuse, de 7 centimètres de diamètre, à bords légèrement surélevés, à fond rouge, bourgeonnant, suintant. Le pourtour présente des squames imbriquées et une induration assez profonde. Pas de troubles sensitifs.

Le traitement toujours le même, nettoyage avec H²O bouillie tiède, puis pâte simple, sous-carbonate de fer, pansement renouvelé tous les jours donne une amélioration rapide.

Le 10 avril 1914. L'ulcération présente un joli aspect, bourgeons rouges saignants; sur son pourtour, liseré rosé réparateur.

Le 30 avril 1914, l'ulcération toujours de bon aspect a diminué de moitié.

Le 15 mai, l'ulcération restant stationnaire est poudrée à l'aristol.

Le 25 mai, le bourgeonnement a repris depuis quelques jours.

Le 30 mai, bourgeons charnus abondants, attouchement au nitrate d'argent pendant quelques jours, puis pâte et sous-carbonate.

Le 15 juin, l'ulcération n'a plus que la surface d'une pièce de 1 franc; on termine sa guérison par l'application d'emplâtre à oxyde de zinc.

Le 25 juin, guérison complète, jambe très pigmentée, jusqu'à son tiers supérieur nombreuses squames imbriquées; tissus superficiels très indurés, surtout au niveau de l'ulcère.

Le 26 juin, exeat.

OBSERVATION VI

Moreschi et saphénectomie partielle, récidive après trois ans.
(Personnelle.)

M⁰ᵉ G... (Marie), 35 ans, domestique.

Père bien portant, mère morte de maladie inconnue. Deux sœurs mortes, l'une deux jours après sa naissance; l'autre à 22 ans de bacillose.

Ses antécédents personnels sont : rougeole, coqueluche dans l'enfance; anémie à 18 ans; phlébite à 19. Jamais de varices apparentes depuis seize, dix-sept ans; après les grandes fatigues apparaît un léger gonflement des deux jambes s'accompagnant de fourmillements et de crampes.

L'histoire de la maladie se résume comme suit : A 20 ans, sans cause apparente nette (à la suite d'une petite pustule de la grosseur d'une tête d'épingle), se fait une petite ulcération, de la grandeur d'une pièce de 1 franc, à la partie moyenne de la jambe droite, 4 centimètres en dedans de la crête tibiale, laquelle, ne se guérissant pas, oblige la malade à entrer à l'Hôtel-Dieu de Rennes dans le service de chirurgie de M. le docteur Le Moniet où on lui fait pansements humides avec H²O bouillie tiède, puis avec une solution d'acide picrique; elle y reste un mois, sort guérie, reprend son travail.

Depuis, l'ulcération récidive tous les ans ou tous les deux ans environ; la malade rentre toujours dans le service du docteur Le Moniet où elle est toujours soignée de la même façon.

A 25 ans elle se fait opérer (saphènectomie partielle), ci-

catrice de 10 centimètres de long au tiers moyen cuisse,
sur le trajet de la saphène; l'ulcération ne guérissant pas,
la malade se fait opérer trois mois après dans le même service. On fait un Moreschi au tiers supérieur de la jambe;
un mois après l'opération la malade sortit guérie avec une
jambe belle et bien blanche. Elle est tranquille durant trois
ans.

Au bout de ce temps, nouvelle récidive au même endroit.
Ulcération circulaire de 2 centimètres de diamètre environ,
apparaissant un an et demi après un accouchement qui a
lieu à 27 ans, s'accompagnant d'eczéma des deux jambes
et des bras. La malade va dans le service du docteu: Bodin
où, avec pâte simple et sous-carbonate de fer en poudre,
elle guérit en cinq ou six semaines.

Depuis cette époque, récidive tous les ans au même endroit
d'abord; puis, en 1910, se fait une ulcération nouvelle au
niveau de la malléole interne, de grandeur analogue à
1 franc qui oblige, chaque fois, la malade, à entrer à l'hôpital. A chaque récidive, la seconde ulcération grandit pour
atteindre, en 1913, 8 centimètres au-dessus de la malléole,
assez longue à guérir. La malade reprend son travail; nouvelle récidive, nouvelle entrée à l'hôpital, le 23 janvier 1915.
Elle présente alors, comme symptômes fonctionnels, un
léger gonflement du membre, quelques fourmillements et
douleurs.

Comme symptômes objectifs, pas de varices apparentes; on
remarque une ulcération au-dessus de la malléole interne,
qui s'étend de la malléole à 6 centimètres au-dessus. Dans le
sens transversal, 5 centimètres de large : puis une autre
ulcération à la partie moyenne de la jambe près du bord

interne du tibia, petite ulcération ronde de 1 centimètre de diamètre.

Toute la jambe est rouge et pigmentée, depuis les malléoles jusqu'à un peu au-dessus du milieu. Le pourtour des ulcérations, rouge vineux, est recouvert de squames imbriquées.

Le traitement, toujours le même, pâte simple sur le pourtour; poudre de sous-carbonate de fer sur la plaie. Amélioration rapide.

10 mars. Les deux ulcérations ont disparu et sont remplacées par une zone rouge vineux, légèrement desquamante; la pigmentation et l'érythème de la jambe diminuent.

20 mars. La jambe est blanche; seul, l'endroit de la cicatrice, conserve une coloration rougeâtre. La malade se lève.

30 mars. Sort guérie.

OBSERVATION VII

Moreschi avec modification Mariani-Reclus (récidive), puis saphénectomie totale qui, après avoir semblé donner résultat mauvais, amène guérison (Personnelle).

H... (Jean), 59 ans, célibataire, forgeron.

A. H. Mère morte asthmatique, présentait des varices; père, de maladie inconnue; deux frères et deux sœurs, une morte de petite vérole.

A. P. Vers 12 ans fait une pleuro-congestion; a eu deux

blennorragies; la première au service militaire, la seconde à 27 ans. A eu un chancre, à 36 ans, qui a guéri en un mois. S'est écrasé le pied gauche durant son service militaire. S'est fait une hémartrose au genou gauche, à 31 ans, elle dura trois mois et guérit après opération.

A une gastrite depuis l'âge de 45 ans.

Varices apparentes au creux poplité depuis 15 ans, jambe enflée, fourmillement, crampes, douleurs nocturnes.

II. M. A l'âge de 17 ans le malade se fait une petite plaie sur la région prétibiale gauche, à 1 centimètre en dedans de la crête tibiale, à partie moyenne jambe, à la suite d'un coup de sabot. La plaie s'agrandit pour atteindre une paume de main et finit par guérir en trois mois; traitement inconnu.

Durant plusieurs années, le malade est tranquille si ce n'était sa gêne variqueuse persistante. Au service militaire, se fait, au même point que la première fois, une légère blessure qui s'agrandit; le malade entre à l'hôpital militaire de Brest où il est traité par bandelettes de diachylon; guérison en six semaines.

Un an après, durant une séance de gymnastique, le malade se fait une rupture variqueuse au creux poplité gauche.

L'ulcération récidive fréquemment durant son service militaire. Libéré, le malade embrasse la profession de forgeron. Sans cause, la plaie récidive à intervalles variables, au début deux ou trois ans; ces dernières années, tous les deux ou trois mois. Le malade entre un nombre considérable de fois à l'Hôtel-Dieu de Rennes.

Dans le service de chirurgie du docteur Le Moniel il est traité avec solution formol, acide picrique, etc.

19

Dans le service de chirurgie du docteur Dayot, avec permanganate de potasse, huile de lin, teinture d'iode.

Il guérissait en un mois et demi, deux mois.

Est opéré, en 1895, par M. le docteur Marquis, qui lui fait la jarretière au niveau du tiers supérieur dont la cicatrice est visible.

Entre, en 1900-01, dans le service de dermatologie de M. le docteur Bodin; il y est traité avec pâte simple, sous-carbonate de fer, guérison en trois mois; sort, reprend son travail; la plaie récidive; 2 mois après, le malade rentre en chirurgie chez docteur Dayot, où est à nouveau traité par huile de lin, teinture d'iode; guérison, sortie, reprise du travail, récidive, nouvelle rentrée chez docteur Dayot en janvier 1912. A ce moment, présente deux ulcérations sur face latéro-interne à 1 centimètre au-dessus malléole, superposées et séparées l'une de l'autre par espace de peau érythémateuse rouge, large d'un travers de doigt; l'inférieure présente la surface d'une pièce de 5 francs; la supérieure, de 2 francs. On lui fait la saphénectomie totale, guérison en trois mois; sort avec une jambe bien blanche; le malade est tranquille un an environ.

En septembre 1913 la jambe gauche présente de nombreuses phlyctènes sur toute sa surface jusqu'au tiers supérieur, lesquelles crèvent laissant s'écouler un liquide rousseâtre, sanieux et faisant place à une immense ulcération circulaire occupant les deux tiers inférieurs de la jambe, à fond rouge suintant, légèrement recouverte de bourgeons grisâtres, saignant facilement, douloureuse, à bords légèrement surélevés.

On parle de lui couper la jambe; le traitement à la teinture

d'iode amène guérison en un mois, et demi; soit en octobre.
Depuis, la jambe va bien.

Revu le 16 avril 1915; la jambe est rouge vineux jusqu'au
tiers supérieur sur toute sa surface, squameuse, squames imbriquées au tiers supérieur; cicatrice de la jarretière. Face
postérieure jambe, face latéro-interne cuisse jusqu'à crosse
saphène; cicatrice de la saphénectomie; légère atrophie; pas
de troubles de la sensibilité.

OBSERVATION VIII

Malade exclusivement traité par procédés médicaux.
(Personnelle.)

Sal... (Louis), 65 ans, vendeur de fleurs champêtres, veuf.

Ne présente pas d'antécédents héréditaires. Père, mère,
morts âgés, de maladies inconnues; un frère bien portant,
un fils en bonne santé.

Ses antécédents personnels sont nuls, bien portant jusqu'à
l'âge de 60 ans, pas de varices apparentes, pas de gonflement des jambes, pas de douleurs. A 60 ans, à la suite d'un
faux pas, le malade tombe, se fait une entorse du pied gauche et, trois jours après, une phlébite, avec gonflement de
tout le membre, laquelle, mal soignée, dure huit mois.

Un an après, en montant dans un arbre, le malade se
fait une très légère écorchure à la face postérieure jambe,
partie inférieure du mollet, à l'union du tiers inférieur et
du tiers moyen de la jambe. Cette petite plaie, traitée par

de la graisse de bœuf, au lieu de guérir s'accentue, évolue vers un ulcère de jambe, fait souffrir le malade, atteint son maximum au bout de quatre mois, recouvre alors la surface d'une pièce de 5 francs, revêt une forme circulaire; ce que voyant, le malade vient à l'hôpital, dans le service de dermatologie de M. le docteur Bodin où, après quelques nettoyages de la plaie avec H²O bouillie tiède, en lavages, et pansements humides, on soigne le malade avec pâte simple sur le pourtour de l'ulcération, poudre de sous-carbonate de fer sur la plaie. Le pansement fait, au début, tous les jours, puis, après amélioration, tous les deux jours, donne la guérison complète au bout de sept semaines. Le malade sort, reprend son travail; la jambe reste toujours violacée, desquamante avec gonflement sus-malléolaire, après les longues marches que nécessite sa profession. Deux mois après sa sortie, l'ulcération, reproduite au même point, revêt des caractères identiques à ceux de l'ulcération première. Il rentre à nouveau dans le service de dermatologie de M. le docteur Bodin où le même traitement est appliqué. Guérison en cinq semaines.

Depuis ce temps, le malade continue toujours sa pénible profession; l'ulcération conservant toujours le même lieu d'élection, réapparaît tous les deux ou trois mois environ. Le malade revient toujours à l'hôpital, service de dermatologie, où il reste toujours un temps variant de cinq à six semaines.

Actuellement, le malade rentré depuis le 13 mars, présentait : à la partie postérieure de la jambe, à l'union du tiers inférieur au tiers moyen, une ulcération circulaire de 4 centimètres de diamètre, à fond rouge, bourgeonnant, à pourtour rouge vineux, peu douloureux. A la partie latéro-

interne, sur tout le tiers inférieur depuis, crête tibiale jusqu'à ligne verticale malléolaire, une autre ulcération de 15 à
20 centimètres de hauteur sur 6 centimètres de largeur, révé-
lant les mêmes caractères que la précédente. Le 26 mars,
l'ulcération postérieure ne revêt plus que la surface d'une
pièce de 2 francs; la latéro-interne, 1 centimètre de long
sur demi de large, vers le milieu du tiers inférieur jambe,
à 2 centimètres en dedans de la crête tibiale.

Le traitement, toujours le même, pâte simple, sous-
carbonate de fer.

Le 10 avril 1914. Le malade sort guéri.

OBSERVATION IX

Traitement exclusivement médical (Personnelle).

M⁰⁰ P..., 44 ans, domestique, mariée deux fois.

Son premier mari mort de bacillose; le second bien portant. Mère morte de pneumonie à 75 ans; père, à 65 ans, de
cancer de l'estomac. Sept frères et sœurs, tous morts de maladies inconnues. Neuf enfants, tous morts : trois morts-né,
les six autres de méningite entre 1 et 5 ans; trois fausses
couches.

N'a jamais été malade; varices depuis trois ans à 41 ans; le
soir, après de grandes fatigues, la jambe droite présente un
léger œdème; quelques fourmillements, pas de crampes.

L'histoire de la maladie se résume comme suit : A 41 ans,
sans cause apparente, surviennent trois ulcérations, une sur

région prétibiale, vers le milieu de la jambe; les deux autres à 4 centimètres au-dessus du cou-de-pied de chaque côté, ayant en moyenne 1 centimètre de long sur 3 de large. La malade entre dans le service de dermatologie de M. le docteur Bodin, soignée par pâte et sous-carbonate de fer en poudre après nettoyage plaies avec H^2O bouillie tiède.

Guérison en deux mois et demi. La malade sort, reprend son travail.

Depuis ce moment, tous les deux ou trois mois, la malade rentre toujours dans le même service où elle subit toujours le même traitement et guérit en cinq ou six semaines.

Actuellement, rentre le 20 mars avec deux plaies sur jambe droite à 5 centimètres au dessus des malléoles, l'une en dedans sur face latéro-interne jambe; mesure 10 centimètres sur 8; l'autre, en dehors, 6 centimètres sur 2. Jambe rouge pigmentée, légèrement desquamante et variqueuse. Traitement pâte simple, sous-carbonate de fer. Guérison en cinq semaines. La malade sort guérie, le 2 juin.

OBSERVATION X

Traitement exclusivement médical; bon résultat immédiat
(Personnelle).

M... (Joseph), 57 ans, journalier, marié, quatre enfants bien portants, femme bien portante. Père, mère morts de maladies inconnues; deux frères et sœurs bien portants; un frère mort de maladie inconnue.

Comme antécédents personnels, a eu une fracture à la

jambe droite, il y a vingt ans. Pas de varices apparentes, pas de gonflements, quelques fourmillements et démangeaisons.

Il y a trois mois, le malade se blesse avec un caillou à la limite inférieure du tiers supérieur de la jambe. Il se soigne avec du vin rouge et des plantes. La plaie au lieu de guérir s'accentue pour atteindre 6 centimètres de long sur 4 de large, dans la région prétibiale du tiers moyen.

Il y a trois semaines se forment, sans cause apparente, deux nouvelles ulcérations, l'une sur la face latéro-interne de la jambe à 15 centimètres au-dessus de la pointe de la malléole interne, revêtant une forme circulaire de la grandeur d'une pièce de cinq francs.

L'autre, à la suite d'un coup de pierre dans la région sus-malléolaire externe, au niveau de l'ancienne fracture; elle a une forme irrégulière, 2 centimètres de long sur 1 centimètre et demi de large.

Il les soigna avec de la teinture d'iode, permanganate de potasse, eau phéniquée, pommade à l'oxyde jaune de mercure. Ne remarquant pas d'amélioration sensible, le malade vient à l'Hôtel-Dieu, service de dermatologie, le 26 mars 1914.

A son entrée, les deux plaies inférieures ont même surface qu'au début; le fond, au lieu d'être en creux est bourgeonnant et présente sur ses bords un très léger liseré rosé. La plaie supérieure, également bourgeonnante, a très légèrement diminuée. Le pourtour est légèrement rouge vineux, la jambe est belle. Pas de troubles sensitifs; pas de douleurs.

Cœur et poumons sains; urines normales.

Pansements tous les deux jours au sous-carbonate de fer mélangé à poudre de talc, pâte simple au pourtour.

10 avril 1914. Les plaies diminuent, le sous-carbonate est employé pur.

20 avril 1914. Les plaies supérieures et internes sont fermées, laissant à leur place une zone brunâtre. La plaie externe revêt encore un demi-centimètre.

25 avril 1914. Emplâtre à oxyde de zinc.

30 avril. La jambe, complètement guérie, le malade est mis exeat.

OBSERVATION XI

Traitement médical; bon résultat immédiat (Personnelle).

C... (Albert), 21 ans, célibataire. Père mort d'accident; mère bien portante; trois frères et trois sœurs bien portants. N'a pas fait de service militaire à cause de faiblesse visuelle et de faiblesse pulmonaire. A eu une pneumonie, deux bronchites, gastrite, phlegmon à la jambe droite.

Varices aux deux jambes depuis quelques années; pas de gonflement après fatigue; fourmillements surtout dans la jambe droite, démangeaisons, pas de crampes.

Il y a un mois, en descendant de voiture, se fait une plaie légère sur la région prétibiale à 30 centimètres au-dessus du cou-de-pied; huit jours après, à la suite de petits placards d'échtyma apparaissent deux nouvelles ulcérations; l'une, à 4 centimètres au-dessus de la première, légèrement externe; l'autre, sur la face latéro-interne de la jambe. Les trois formant triangle. Leur surface est, pour les premières, d'une pièce de 2 francs; pour les autres, d'une pièce de 0 fr. 50.

Il le soigne avec teinture d'iode; les plaies s'accentuent, le malade vient alors dans le service de dermatologie de M. le professeur Bodin, le 26 mars 1914.

Les plaies, à son entrée, recouvrent les surfaces précédemment signalées, sur leurs pourtours, légère rougeur. Jambe belle, mais variqueuse.

Le traitement est : pâte simple, sous-carbonate de fer.

31 mars 1914. Les deux plus petites ulérations, latérales, sont guéries; la grande, médiane, diminue et a bon aspect.

10 mars 1914. Sa surface est celle d'une pièce de 1 franc. Bourgeonnement intense. Attouchement au nitrate d'argent.

12 mars 1914. Emplâtre à oxyde de zinc.

18 mars 1914. Le malade est mis exeat avec une belle jambe.

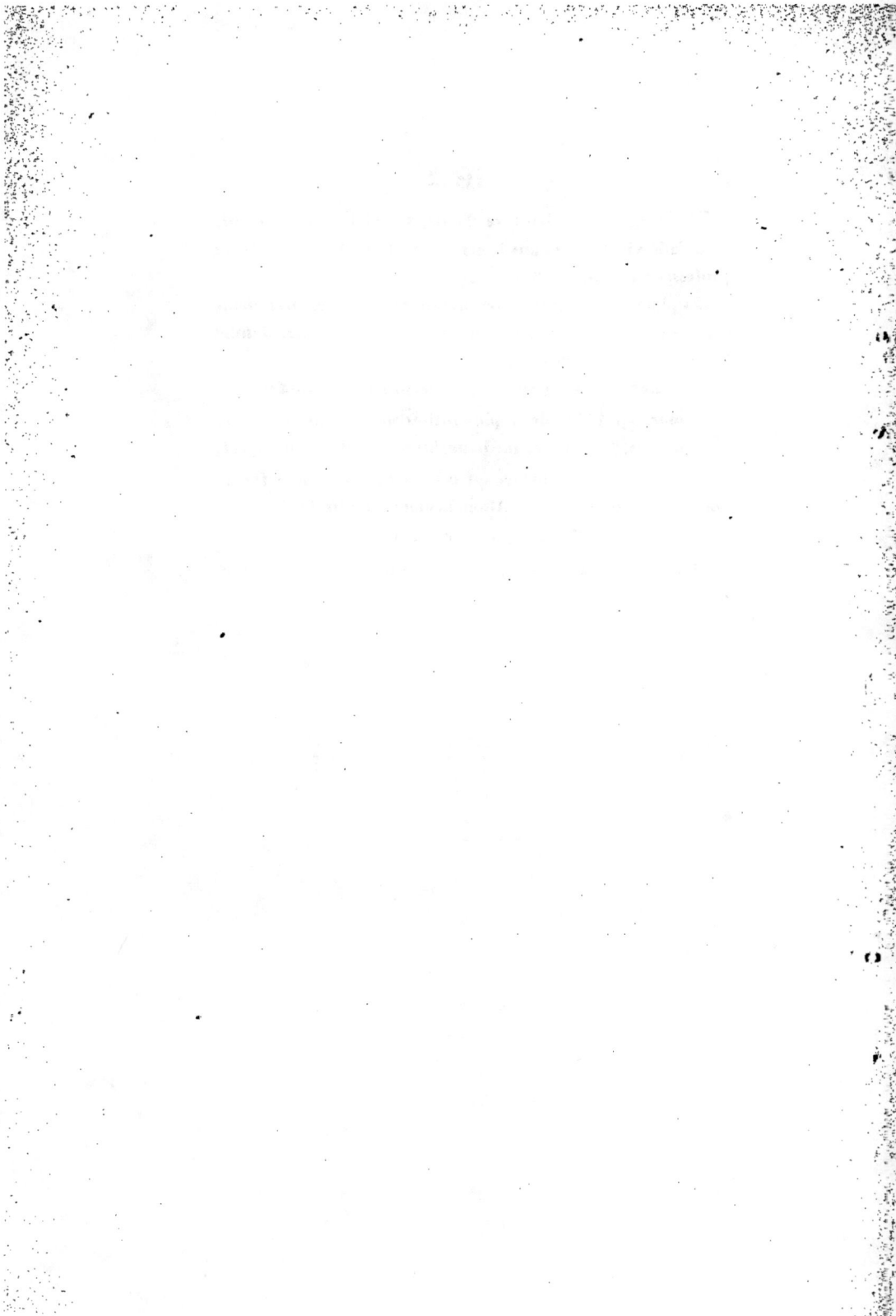

CONCLUSION

1° Il n'existe réellement aucun traitement rationnel de l'ulcère variqueux;

2° Traitements chirurgicaux et médicaux laissent survenir les récidives, parmi les premiers, la résection totale des varices tout en nous paraissant être le procédé de choix, ne doit pas faire abandonner le traitement médical;

3° Ce dernier, grâce au repos et aux topiques, amène une guérison relativement rapide et donne des résultats immédiats excellents;

4° Les résultats lointains peut-être un peu moins bons que ceux des traitements chirurgicaux, n'en restent pas moins durables, si l'on avait affaire à des malades pouvant et voulant prendre toutes les précautions préventives nécessaires (Repos, compression, hygiène);

5° Si nos observations ne sont pas absolument concluantes sous ce rapport, c'est qu'elles ont été prises sur des malades appartenant aux classes pauvres de la société, à des miséreux, auxquels toute notion d'hygiène semble ignorée;

6° Quoi qu'il en soit, si le traitement chirurgical éloigne pour quelque temps la récidive, cet avantage se trouve atténué par les risques qu'il comporte, si la mortalité est relativement faible, bien qu'elle semble atteindre 5 %, les causes de morbidité et les complications sont fréquentes;

7° Il en résulte que le traitement médical, bien compris, ne présentant aucun de ces inconvénients, nous semble être un traitement excellent en ce qui concerne les ulcères de moyenne étendue; pour les ulcères étendus et rebelles, l'intervention des méthodes chirurgicales nous semble nécessaire pour activer la guérison.

8° De tous les traitements médicaux, celui qui nous paraît donner les meilleurs résultats, d'application facile, peu cher, est le traitement que préconise et qu'emploie M. le professeur Bodin, dans son service de dermatologie, qui n'est pas spécial, mais qui utilise, en les combinant, divers procédés médicaux et divers topiques.

BIBLIOGRAPHIE[1]

QUÉNU. — Pathogénie des ulcères variqueux. (*Revue de chirurgie*, 1882, p. 871.)

SCHREIBER. — Contribution à l'étude de la pathogénie des ulcères idiopathiques de la jambe. — Thèse de Paris, 1883, n° 247.

ZABRADAN. — Du traitement des ulcères par le sous-carbonate de fer. — Thèse de Paris, 1881, n° 380.

MAISON. — Du traitement local des ulcérations par le sous-carbonate de fer en poudre. — Thèse de Paris, 1882, n° 188.

BEDURES. — De l'emploi du vin laudanisé dans le pansement des plaies et ulcères. — Thèse de Paris, 1883-1884, n° 6.

---

(1) Nous ne citerons dans notre bibliographie que les ouvrages compulsés, renvoyant ceux qu'une littérature complète intéresserait à la thèse de M. Nobl, 1910. A partir de cette époque nous rappellerons les ouvrages parus sur la question, mettant en italique, ceux que nous n'avons pas compulsés.

Gauvin. — Etude sur l'étiologie des ulcères de jambe. — Thèse de Paris, 1883-1884, n° 54.

A. Broca. — Etude clinique sur quelques lésions cutanées des membres variqueux. — Thèse de Paris, 1886, n° 117.

Gérard. — Essai sur la pathogénie des ulcères variqueux. — Thèse de Paris, 1885-1886, n° 6.

Blanc. — Traitement des ulcères variqueux par le SO⁴ Cu. — Thèse de Paris, 1887-1888, n° 89.

Quénu. — Pathogénie des ulcères variqueux. (Soc. de chirurgie, 1888.) Discussion.

Thierry. — Des greffes cutanés et de leur emploi dans les ulcères trophiques. — Thèse de Paris, 1888-1889, n° 308.

P. Berger. — Autoplastie italienne pour ulcères variqueux. (Soc. de chir., 11 octobre 1890.)

Cerné. — Résection de la saphène interne. (Soc. de chir., 15 octobre 1890.)

Archambaud. — Ligature des saphènes dans le trait des varices et ulcères variqueux. — Thèse de Paris, 1890-1891, n° 246.

Charrade. — Traitement des varices. — Thèse de Paris, 1882.

Valgante. — Essai du traitement méthodique et rationnel des ulcères de jambe. — Thèse de Paris, 1873-1874, n° 424.

Erdinger. — Traitement des ulcères par le massage. — Thèse de Bordeaux, 1893-1894, n° 8.

GEORGEVITCH. — Essai sur l'étiologie des varices. — Thèse de Paris, 1894-1895, n° 498.

LECOQ. — Traitement des plaies et ulcères par les greffes animales, particulièrement, peau de grenouilles. — Thèse de Paris, 1895-1896, n° 147.

AUBOIN. — Traitement des ulcères variqueux par le traitement de Unna. — Thèse de Paris, 1896-1897, n° 140.

FOUGÈRES. — Cure radicale des ulcères variqueux par l'élongation des nerfs. — Thèse de Paris, 1898-1899, n° 644.

ARNOLD. — Traitement des ulcères variqueux, par l'électricité. — Thèse de Paris, 1899.

REGNAULT. — Traitement des ulcères de jambe par la compression et appareil silicatés. — Thèse de Paris, 1899-1900, n° 448.

RIGNIER. — Massage et traitement rationnel des ulcères de jambe. — Thèse de Paris, 1899-1900, n° 467.

DUFLAY. — Ulcères variqueux. (*Progrès médical*, 1900, p. 401.

Paul DELBERT. — Hersage du nerf sciatique. (*Société de biologie*, 13 octobre 1900.)

CAILLETON. — Des différentes interventions chirurgicales dans le traitement des ulcères variqueux. — Thèse de Paris, 1900-1901, n° 3535.

SILAY. — Traitement des ulcères variqueux par dissociation fasciculaire du sciatique. — Thèse de Paris, 1900-1901, n° 113.

MAUCLAIRE. — Incision de Moreschi. (*J. de l'ass. méd. mutuelle*, déc., 1901.)

DURAND. — Traitement des ulcères variqueux par inc. circonf. de jambe. (Moerschi et modifications.) — Thèse de Paris, 1901-1902, n° 140.

BRAULT. — Traitement des ulcères variqueux. (*Soc. de chir.*, 1903, et *Gaz. des hôpit.*, 4 août 1903.)

Mlle TISSÈNE. — Traitement chirurgical des ulcères variqueux, par incision circonférencielle de cuisse. — Thèse de Paris, 1904-1905, n° 462.

JASSERON. — Contribution à l'étude du traitement chirurgical des ulcères variqueux. — Thèse de Toulouse, 1904-1905, n° 591.

HARDOUIN et LE PIPE. — Incision de Moreschi. (*Presse méd.*, janvier 1906.

TUBIER et AUGLAVE. — Saphénectomie. (*Rev. de chir.*, 1906.)

LE PIPE. — Traitement des ulcères variqueux par incision circonférencielle de jambes. — Thèse de Paris, 1905-1906, n° 429.

CAVAGUIER. — Chirurgie des varices des membres inférieurs. — Thèse de Bordeaux, 1907-1908, n° 5.

BENECH. — Traitement de l'ulcère de jambe, revue pratique. — Thèse de Montpellier, 1908, n° 56.

AUGLAVE. — Saphénectomie. (*Presse méd.*, 11 juin 1909.)

MARQUIS — Traitement des ulcères variqueux par la chaleur. — Thèse de Paris, 1910.

POUTHON. — Traitement chirurgical de l'ulcère variqueux. — Thèse de Paris, 1910, n° 12.

LE POREY. — Traitement des ulcères de jambe par l'air chaud. — Thèse de Paris, 1910, n° 85.

BODIN. — Traitement des ulcères de jambe. (*Clinique de Paris*, 1910, v. 245-47.)

G. NOBL. — Der. varicöse symptomencomplexe. (Phlebectasie, stanungsdermatose, ulcus cruris), Alban et Schwartzenberg, 1910.

JEANNEL (Toulouse). — Des opérations sanglantes dans le traitement des varices des jambes. (*XXIII* cong. fr. chir., 7 octobre 1910, pp. 773-824.)

MAUCLAIRE. — Traitement des complications des varices. (*XXXIII* congrès fr. chir., 7 oct. 1910, pp. 825-860.)

Antonio CRI. — Des opérations sanglantes dans le traitement des varices des membres inférieurs. (*XXIII* cong. chir., 1900, pp. 860-863.)

WILLEMS (Gand). — Traitement chirurgical des varices des membres inférieurs. (*XXIII* cong. chir., 1910, pp. 864-866.)

J. BOECKEL (Strasbourg). — Traitemnt curatif des varices par isolement des veines. (*XXIII* cong. chir., 1910, p. 867.)

F. VILLAR (Bordeaux). — Traitement chirurgical des varices et ulcères var. des membres inférieurs. (*XXII* cong. chir., 1910, p. 869.)

11

Tavel (Berne). — Traitement chirurgical des varices par ligature du tronc principal et la thrombose, par injection d'acide phénique en amont de la ligature. (*XXIIIme cong. chir.*, 1910, pp. 860-874.)

Bérard (Lyon). — Méthodes sanglantes dans le traitement des membres inférieurs. (*XXIIIme cong. fr.*, 1910, pp. 875-879.)

Alessandri (Rome). — Méthodes sanglantes dans le traitement des varices des membres inférieurs. (*XXIIIme cong. fr.*, 1910, p. 880.)

Sabadini (Alger). — Méthodes sanglantes dans le traitement des varices des membres inférieurs. (*XXIIIme cong. fr.*, 1910, pp. 885-892.)

H. Lardennois (Reims). — Traitement des varices et ulcères variqueux. (*XXIIIme cong. fr. chir.*, 1910, pp. 893-897.)

Paul Delbet (Paris). — Résultats de l'opération sanglante dans le traitement des varices des membres inférieurs. (*XXIIIme cong. chir.*, 1910, pp. 897-906.

Viannay (Saint-Etienne). — Résection totale des veines saphènes pour varices simples et compliquées. (*XXIIIme cong. fr. chir.*, 7 oct. 1910, pp. 907-910.)

Rémy (Paris) — Traitement des varices des membres inférieurs. (*XXIIIme cong. fr. chir.*, 1910, pp. 910-911.)

Durand (Lyon). — Traitement opératoire des varices. (*XXIIIme cong. chir.*, 7 oct. 1910, pp. 912-921.)

Poussié (Saint-Nazaire). — Traitement sanglant des varices et ulcères variqueux. (*XXIIIᵐᵉ cong. chir.*, 7 oct. 1910, pp. 922-925.)

Reymond (Paris). — 235 cas de varices ou de phlébites traitées par les méthodes sanglantes. (*XXIIIᵐᵉ cong. fr. chir.*, 1910, pp. 881-885.

Bonnes. — Traitements rapides des ulcères variqueux et plaies atones par application locale de gélatine, glycérine et oxyde de zinc. (*Gaz. heb. des soc. méd. de Bordeaux*, 1911, XXXII.)

Guitard. — Traitement des ulcères variqueux par la méthode ambulatoire. (*Bul. soc. sc. et méd. de l'Ouest*, 1911, XV.)

Albert. — Traitement chirurgical des ulcères variqueux rebelles des membres inférieurs. — Thèse de Paris, 1911, n° 384.)

Fresnel. — De la compression élastique, procédé du docteur Brouardel, dans le traitement des ulcères variqueux. — Thèse de Paris, 1911, n° 147.)

Delagenière. — Inflammation du raccourcissement du squelette sur guérison de certains ulcères variqueux incurables. (*Arch. pr. chir.*, Paris, 1911.)

— Raccourcissement de la jambe, de propos délibérés, comme traitement des ulcères variqueux incurables. (*Arch. méd. d'Angers*, 1911, XV.)

Octave Claude et Lévy-Frankel. — Traitement des ulcères variqueux par les boues radio-actives actinifères. (*Bull. soc. fr. de derm. et syphil.*, Paris, 1911, XXII, pp. 152-154.)

CIGNAZZI. — Les varices et leur traitement, considérations sur 150 cas opérés de diverses façons. (Il. policlino, nov., 1911, *de journ. chir.*, janv., juin, 1912.)

KALM. — Ulcères variqueux rebelles. Traitement par les boues radio-actives actinifères et poudres radifères. — Thèse de Paris, 1912, n° 439.

MEYER. — Veber die Behandliung des ulcus auris mitroten fluhlitch. (*Strahlen therapie*, Berland Vien, 1912.)

ALSTON. — Local application of salvarsan in ulcer. (*Brit. m. j.*, Lond., 1912, pp. 17-48.)

CAYLOR. — Notes on the treatment of ley ulcus. (*China M. J.*, Shanghaï, 1912, XXVI, pp. 335-357.)

BRAMWELL. — The new cell proliferant. A note on the symphitum officinale or common conifrey, in ulcus. (Liverpool, in *chir. J.*, 1912, XXXII).

CONES. — The bone lesions accompanying chronic ley ulcus (Boston, *M. et S. J.*, 1912, CLXVI, 414-416.

FRENDER-ZÜR. — Localisation des ulcus cruris varicosum. (*Méd. Klin*, Berlin, 1912, VIII, p. 320.)

LÉVY-BING. — Trait. des ulcères de jambes par applications locales de Salvarsan. (*Gaz. des Hôp.*, Paris, 1912, LXXXV.)

PEYCES. — Ulcères variqueux étendus, enfumage iodé, greffes d'Ollier-Thiersch, guérison rapide. (*Gaz. hebd. des soc. méd. de Bordeaux*, 1912, XXXIII, 319.

CHAZANOËL. — Traitement chirurgical de l'ulcère variqueux par résection totale des varices. — Thèse de Paris, 1913, n° 392.

WADE. — The massagement of chronic ulcus of the ley. (N. Y. M. J., 1913, XCVII, p. 241.

MAY et HEIDINGSFELD. —Basic fuschsin in chronic ley ulcer. (J. M., Ass., Chicago, 1913 LX, pp. 1680-1682.)

WILLIAMS. — Treatment of chronic ulcer. of ley Brit. (M. J. Lond., 1913, II, pp. 1013-1016.)

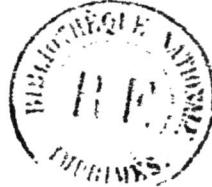

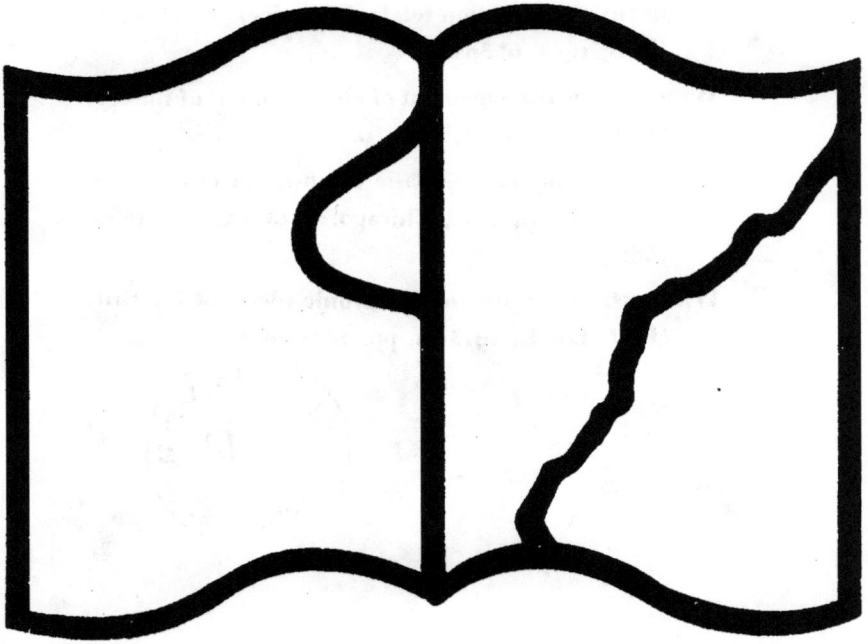

Texte détérioré — reliure défectueuse

NF Z 43-120-11

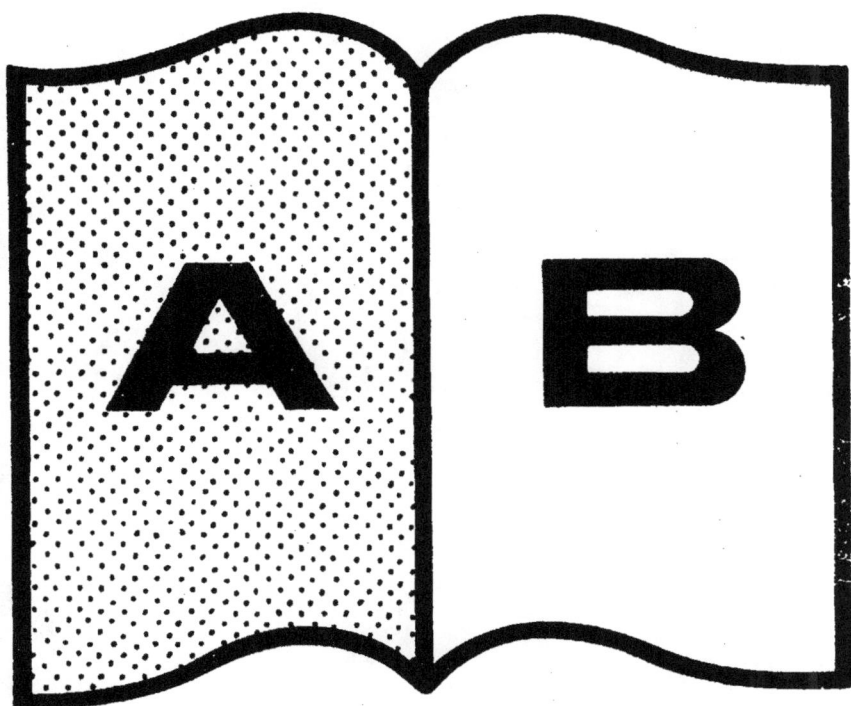

Contraste insuffisant

NF Z 43-120-14

www.ingramcontent.com/pod-product-compliance
Lightning Source LLC
Chambersburg PA
CBHW071856200326
41519CB00016B/4414